東洋医学・経絡で考える

すっきりしない自分のためにできること

「けいらく」で体を整える

現代書林

はじめに

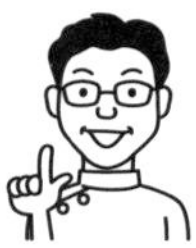

東洋医学というと、皆さんはどんなイメージがありますか。「迷信では……」「科学的根拠がない」「即効性がない」「効果がわかりにくい」といった感想を持つ人が多いかもしれません。

確かに、外科手術や、救急医療などは、西洋医学のほうが断然優れています。しかし、東洋医学は西洋医学が苦手とする分野にこそ強みがあります。特に、自律神経の乱れによる不定愁訴の改善には、東洋医学は大変優れていると自信を持って言えます。不定愁訴とは、「よく眠れない」「食欲がない」「頭が痛い」「疲れが取れない」といった自覚症状があるのに、病院で検査をしても何も異常が見つからない状態です。

病院では不眠を訴える患者さんには睡眠薬、食欲不振の患者さんには胃腸薬、頭痛の患者さんには痛み止めが処方されますが、あくまでも対症療法でしかありません。さまざまな不定愁訴が出る根本の原因を治すわけではないのです。したがって、病院で治療を受けても、不定愁訴が完治することはなかなかありません。

東洋医学では、根本の原因を見つけることができます。私の場合は脈診といって手首に3本の指を当てるだけで、西洋医学の検査では見つけられない根本原因を探り当てることができます。根本原因を見つけて鍼灸治療などを行うことで、さまざまな症状が改善していきます。長年、不定愁訴に悩まされていた患者さんが、笑顔で帰っていかれます。

最近は「病院で治らないから」「薬の副作用がイヤだから」と、私が開業している治療院に来院される不定愁訴の患者さんが大変増えています。不定愁訴を引き起こす一番の原因はストレスです。職場や家庭での人間関係、仕事に追われる多忙な生活、非正規雇用などによる経済的不安、昼夜が逆転した不規則な生活など、現代は超ストレス社会です。そんな時代だからこそ、東洋医学の必要性を感じていますし、東洋医学本来の素晴らしさを多くの人に知っていただければと願っています。

本書を書き始めた2020年に、新型コロナウイルスの世界的な感染拡大が起きました。そして、通常約10年かかるとされるワクチン開発が、わずか1年で開発されました。これは快挙です。現代科学の底力には非常に驚かされました。しかし、ワクチンができたからといって手放しで喜ぶことはできません。今も続々と変異株が現れ、新たに猛威を振るっています。新しい薬剤ができても、それに耐えられるウイルスが現れ続けるのです。

結局のところ、ウイルスが次々に変異する中で最も確実な予防策は、体の免疫力を上げることなのです。免疫力とは、ウイルスなどが体内に入ってきた時に排除する力のことです。東洋医学は体全体を診てバランスを整えることで自然治癒力を引き出す医学であり、免疫力の向上に適した療法です。新型コロナウイルスなど未知のウイルスへの対処法として、東洋医学を正しく知っていただきたいという思いが強くなりました。

東洋医学は3000年という長い年月の中で、数えきれないほどの膨大な臨床経験を踏まえながら創り出された治療法です。西洋医学では治らなかった不定愁訴が東洋医学なら改善できる場合が多いこと、そして東洋医学には免疫力を向上させて感染症にかかりにくい体にする力があることなどを知っていただきたくて、本書を出版することにしました。

救急医療や外科医療などは西洋医学の独壇場ですが、不定愁訴の改善や免疫力アップなどの領域では東洋医学が真価を発揮します。「不定愁訴は治らない」「新しいウイルスには対処法がない」と諦めず、東洋医学に目を向けていただければと思います。

本書では不定愁訴の原因や、その対処法について説明すると共に、東洋医学の中でも私が実践している脈診による経絡（けいらく）治療を具体的に紹介し、症例も多数掲載しました。また、「身近に治療院がない」「仕事が忙しくて行けない」「子どもが小さくて治療院に行く時間がない」など、東洋医学を気軽に受けられない環境にいる人のために、不定愁訴を和らげ、免疫力を高めるセルフケアも紹介しています。参考にしていただければ幸いです。

2021年8月

おさかべ鍼灸整骨院院長　刑部正道

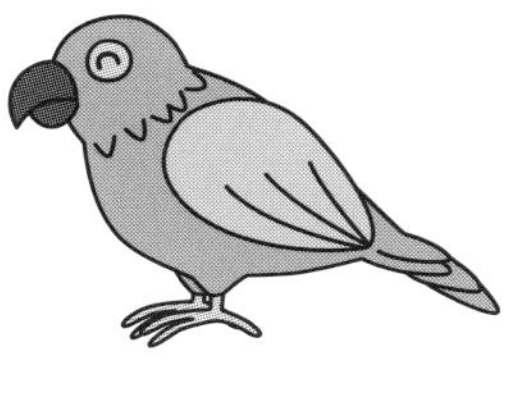

CONTENTS

第3章 けいらく治療でここまで改善！

CONTENTS

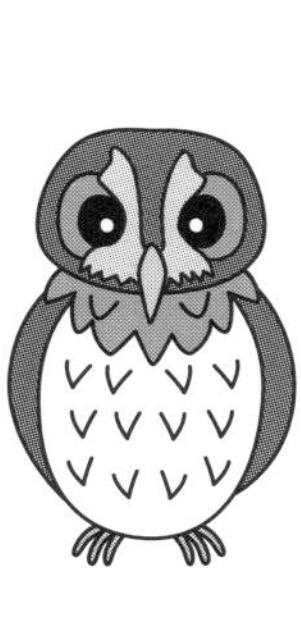

CONTENTS

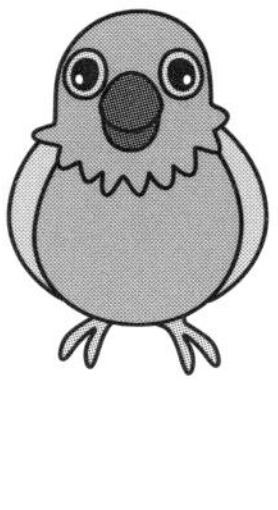

プロローグ

東洋医学の道を志して

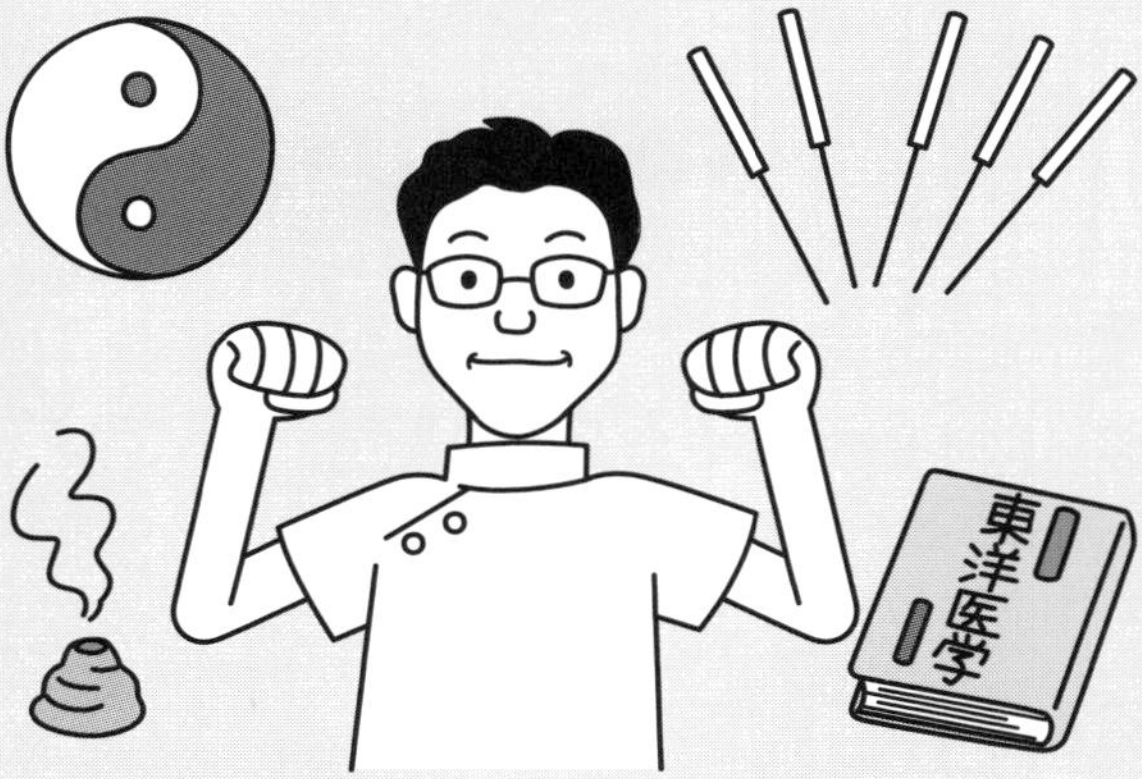

私の人生を決めた「自律神経失調症は薬では治らない」の一言

私は東京都足立区で、鍼灸師の父の次男として生まれました。祖母はあん摩で生計を立てていましたので、治療家としては3代目になります。父の鍼灸院は自宅を兼ねていたので、私は子どもの頃から父の仕事を見て育ちました。しかし、当時は自分がどんな仕事に就きたいのかは、あまり考えていませんでした。高校の授業では化学が一番好きだったので理系の大学に進学し、在学中に医療にも興味があったので臨床検査技師コースに進みました。そして、4年生のときに大学病院で1か月の臨床実習をすることになり、実はこの実習が私の人生のターニングポイントとなったのです。

ある日の実習の終了後に病院の先生と実習生の食事会があり、そのときに先生は「最近は医学がどんどん進歩して、ほとんどの病気を薬で治せるようになってきた。しかし、自律神経を病んだ患者さんたちには、どうしても薬では対応できていない。そこが、これからの課題だろう」と言われました。

私は「そうか、自律神経失調症は薬では治せないのか…」と考えているうち、父が鍼灸治療で患者さんの不定愁訴を改善していたことを思い出し、そこは東洋医学のほうが優れているのかなと感じました。そして、父の鍼灸院では施術が終わると、元気になって笑顔で帰る患者さんがとても多かったことも思い出しました。自分が一生を賭ける仕事として、東洋医学はやり甲斐がありそうだと思えてきたのです。

それからは、臨床検査技師の国家試験と並行して鍼灸専門学校の入試を受け、大学卒業と同時に鍼灸専門学校に入って、東洋医学の道を歩み始めました。

3000年の歴史がある東洋医学

東洋医学は3000年ほど前から、古代中国で膨大な臨床経験を積み重ねていく中で体系化されたものです。例えば、お腹が痛くなって体のあちこちに手を当てていると、指で押すとラクになる場所を発見します。胃が痛いときはここ、風邪のときはここと、ツボといわれる反応点を見つけていったのでしょう。そうした体験と知識を何千年もかけて体系化したものが東洋医学なのです。

前漢時代（BC202年〜AC8年）には、世界最古の医学書といわれる『黄帝内経《こうていだいけい》』が著されています。人体の構造や医学理論、治療法として鍼灸術について書かれています。後漢時代（AC25年〜220年）になると、『黄帝内経』の中で特に難しい箇所について解説した『難経《なんぎょう》』や最古の薬物学書といわれる『神農本草経《しんのうほんぞうきょう》』などが記されています。

東洋医学と西洋医学の違い

西洋医学は解剖学や生理学を基盤に、科学に裏付けされた治療を行っています。人体を臓器や組織、細胞などに細分化し、DNAや遺伝子などミクロの世界まで追求し、病気の原因を探ります。そして、異常が出ている臓器や組織、細胞に対し、薬で攻撃したり、外科手術によって切除したりします。悪い部分を集中的に攻撃することで症状を抑える対症療法です。

心筋梗塞など急性期の救急医療、外科医療などについては、西洋医学は即効性があり、患者さんの命を救うことができる優れた医学です。東洋医学ではとても対応できません。

しかし、科学に基づいた西洋医学が万能かというと、そうではありません。例えば、頭痛や胃痛など症状があるのに、病院の検査では異常が見つからない不定愁訴などは、西洋医学では完治が難しいケースが多いのです。頭痛薬や胃腸薬を飲んでも、根本原因が治らないからです。

また、西洋医学では病気の原因である細菌やウイルスを特定し、細菌やウイルスを退治する薬を開発します。ところが、薬を使い続けるうちに、細菌やウイルスは自分たちが生き延びるために薬に対する抵抗力をつけるので、薬が効かなくなります。薬への耐性を持った細菌を耐性菌、抗ウイルス剤が効かなくなったウイルスを耐性ウイルスといいます。耐性菌が現れると、その耐性菌をやっつけるために新しい薬が開発され、普及するとその新薬が効かない新しい耐性菌が出現するという、果てしない「いたちごっこ」が続いているのです。

そして、薬によって正常な組織や細胞までダメージを受けてしまい、体の免疫力が低下してしまうというデメリットもあります。また、外科手術も体を傷つけるのですから、免疫力の低下は免れません。

一方、東洋医学は人体を全体がひとつのつながりを持った小宇宙としてとらえています。古代中国の人々が混沌とした宇宙を理解するため、自然現象を長期間にわたって観察して得られた自然界の法則を、人間の生命現象にも当てはめて考えたのです。

人体も宇宙と同じと考え、症状が出ている局所だけでなく、全身を診て根本原因を突き止める重要性に気づいたのでしょう。東洋医学は全身のバランスの乱れを整えることで自然治癒力を引き出し、根本原因の改善を図ります。

人間の体には自然治癒力が備わっています。例えば、ちょっとした擦り傷などはかさぶたができて、時間と共に自然に治ってしまうでしょう。全身のバランスを整えることで、こうした自然治癒力を発揮させるのです。バランスが整えば正常な細胞も元気になるため、免疫力がアップして病気にならない体になります。東洋医学は体を守る医学と言えます。

私は毎日、自分の手首に指を当てて診る脈診という方法で体調を確認し、脈に多少の異常を感じればけいらく治療を行い、体調を整えています。その結果、10年以上風邪もひかず、胃腸の調子も良く、食事やお酒をおいしくいただいています。それは、私だけでなく家族4人ともです。体調が悪くなりかけるとけいらく治療で整えてしまうので、4人とも病院に行くことはほとんどありません。

東洋医学は非科学的なのか?

「東洋医学は非科学的」とする意見は、西洋医学の基盤となる生理学や薬理学、病理学などでは東洋医学の理論や治療法を解明できないことが根拠となっています。例えば、東洋医学では生命エネルギーである「気」が通る道として、「経絡」が体内に巡っているとしていますが(51ページ参照)、気や経絡の存在は目には見えません。経絡の存在を西洋医学で証明することはできません。

しかし、東洋医学は3000年という年月の中で、実際に効果があった施術が淘汰されて残ってきたものです。数えきれないほど多くの人々を納得させてきた改善効果が、東洋医学の正しさを証明しているのではないでしょうか。

現在の西洋医学は16世紀のルネッサンス時代から始まっています。それ以前の中世ヨーロッパを支配したキリスト教には、病気は神の恵みや意思とする教えがあり、医学は停滞していましたが、ルネッサンス時代になってようやく解剖学や病理学など科学的な医学が体系化されていきます。つまり、科学に裏付けされた西洋医学は、約500年しかたっていないのです。紀元前から臨床経験を積み重ねてきた東洋医学とは歴史が違います。

西洋医学は検査で異常が出てから治療を行いますが、東洋医学は異常が出る前の不調（未病）の段階から施術します。守備範囲の広い東洋医学のすべてを、狭い領域である西洋医学の論理で解明するのは不可能なのではないでしょうか。

中国の古典『西遊記』に孫悟空とお釈迦様の話が載っています。孫悟空はお釈迦様から「私の手のひらから飛び出せますか」と問われ、一瞬にして10万里以上飛べる筋斗雲に飛び乗り、世界の果てと思われる場所まで一っ飛び。雲の間にある5本の柱の一つに孫悟空の別名である「斉天大聖」と書いて戻ります。お釈迦様に「世界の果てまで行ってきた」と自慢すると、「私の手のひらをご覧なさい」と言われ、目をこらして見ると1本の指に

「斉天大聖」と書かれてあったのです。一瞬で10万里飛べる筋斗雲を持っていても、所詮はお釈迦様の手のひらの中のことだったという寓話です。

私には西洋医学と東洋医学の違いを表しているように感じます。膨大な臨床経験を体系化した東洋医学には、西洋医学の知識を超えた真理があるのではないでしょうか。

東洋医学の効果を科学的に証明

患者さんにしてみると、東洋医学は西洋医学の検査のように数値で結果を見ることができないため、信憑性が低く感じてしまうのではないでしょうか。私自身、臨床検査技師の勉強をしたこともあり、東洋医学を科学的に証明する方法はないかと長い間模索していました。

そうした中、今から5年ほど前、自律神経のバランス分析などができる機器と巡り合いました。たった3分で、自律神経の活動度や肉体的疲労度、血管推定年齢などが数値でわかるのです。施術の前後に測定することで、施術効果が一目瞭然にわかります。この機器を導入してから、患者さんは東洋医学の素晴らしさをさらに実感できるようになり、施術の満足度がぐんと上がったように思います。私は父が一生を懸けてやってきた東洋医学を受け継いで実践してきたのですが、その施術法が間違っていなかったことを、この機器で証明できて何よりもうれしく思っています。

そのほか自律神経を調整し免疫力を上げるため、科学の粋を集めたさまざまな治療機器も導入しています。

３０００年の歴史のある東洋医学を基本に、施術の効果をさらに上げるために科学に基づいた最新の治療機器を併用し、結果も科学的に検証して患者さんに納得していただける施術を目指しています。本書で詳しく説明していきたいと思います。

第1章

頭痛、不眠、冷え症…、あなたにお馴染みの不調（不定愁訴）の原因は？

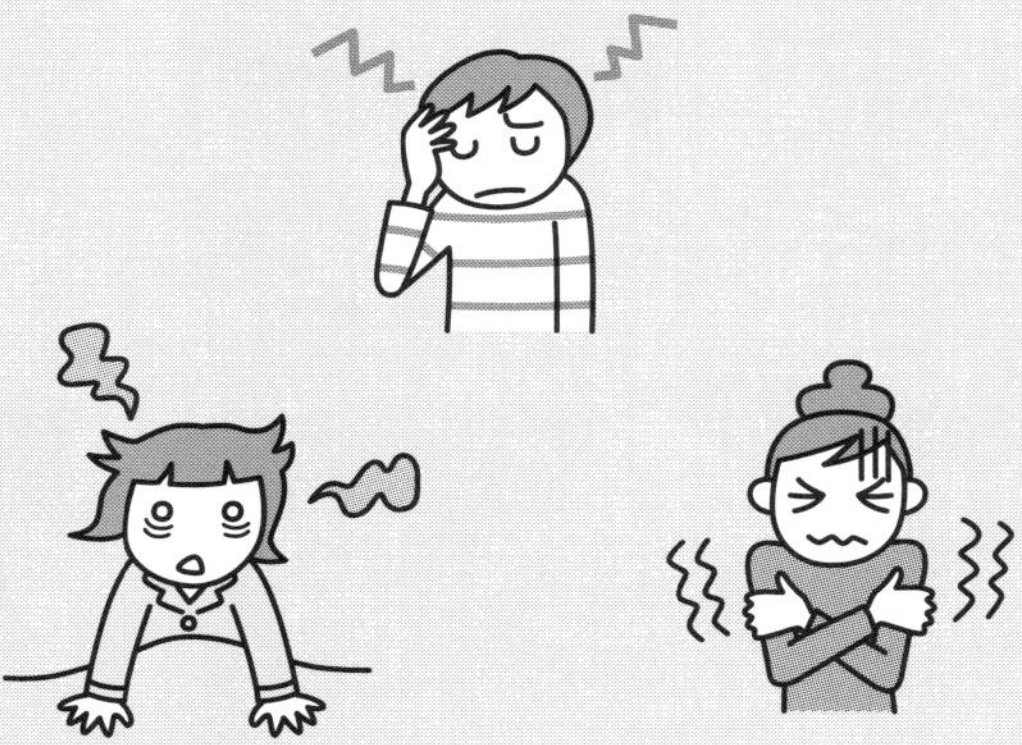

検査でどこも異常がないのに具合が悪い……

頭痛、不眠、冷え症、肩こり、めまい、動悸、下痢・便秘など、日常生活を送るのに支障があるほど辛いのだけれど、病院の検査では何も異常が見つかりません。あるいは、体がだるい、疲れやすい、冷や汗が出る、のぼせるなど、何だか調子が悪いからと病院に行って検査をしても、どこにも異常がないと言われてしまいます。そんな経験をした人も、多いのではないでしょうか。

このように、自覚症状があるのに検査をしても異常がない状態を不定愁訴といいます。その人によって、さまざまな症状が出たり消えたり、あるいは複数の症状が出たりします。「こんなに辛いのに、どうして異常が見つからないのだろう……」と不審に思い、他の病院に行けば原因がわかるかもしれないと、次々と病院を回るドクターショッピングと呼ばれる行動を取る患者さんも少なくありません。

不定愁訴の原因は自律神経の乱れ

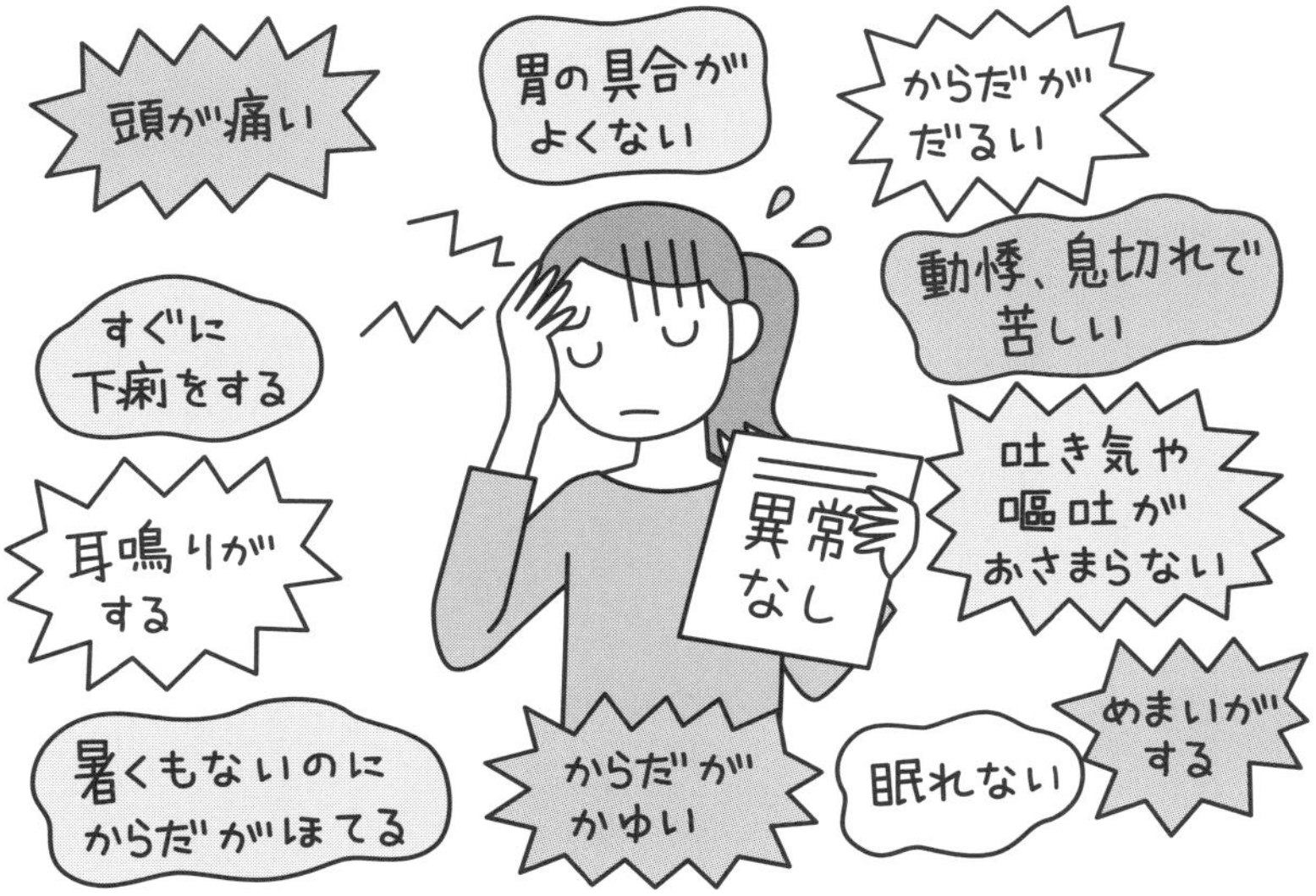
頭が痛い
胃の具合が
よくない
からだが
だるい
動悸、息切れで
苦しい
すぐに
下痢をする
吐き気や
嘔吐が
おさまらない
異常
なし
耳鳴りが
する
めまいが
する
暑くもないのに
からだがほてる
からだが
かゆい
眠れない

西洋医学では不定愁訴を自律神経失調症と名付けています。つまり、不定愁訴の原因は、自律神経の乱れだと考えているのです。

では、自律神経はどんな働きをしているのでしょうか。

私たちの体には自分の意志で動かせる部分と、自分ではコントロールできない部分があります。例えば、ご飯を食べようと思えば片手でお箸を持ち、もう一方の手でお茶碗を持ちます。このように、自分の意志で自由に手を動かすことができます。しかし、心臓や胃腸の動きを自分の意志でどうにかすることはできません。

自分の意志ではコントロールできない

けれど、生命の維持に必要な働きをコントロールしているのが自律神経です。自律神経は、自分の意志とは関係なく24時間休みなく働いています。私たちが寝ている間も心臓は動き、胃腸は栄養を分解・吸収しています。そのおかげで私たちは生きていくことができるのです。

ところが自律神経が乱れると、さまざまな不調が現れます。例えば、自律神経は体温調節や発汗作用の調節を行います。自律神経が乱れると、冷えやのぼせ、汗のかき過ぎなどの症状が出てくるのです。

戦闘態勢の交感神経VSリラックスモードの副交感神経

自律神経は交感神経と副交感神経の2種類あります。昼間活動しているときに働くのが交感神経で、夜間や休息しているときに働くのが副交感神経です。一方が働くとき、もう片方は休憩していて、常に強弱のバランスを保っています。

交感神経が活性化すると瞳孔が開き、心拍数が増え、呼吸が速くなり、汗が出てくるなど緊張状態、興奮状態になります。原始時代には、人間は狩りをして食糧を確保し、外敵から身を守らなければいけませんでした。闘うにしろ逃げるにしろ、全身を戦闘態勢にしなければいけません。そんなときに必要なのが交感神経だったのです。

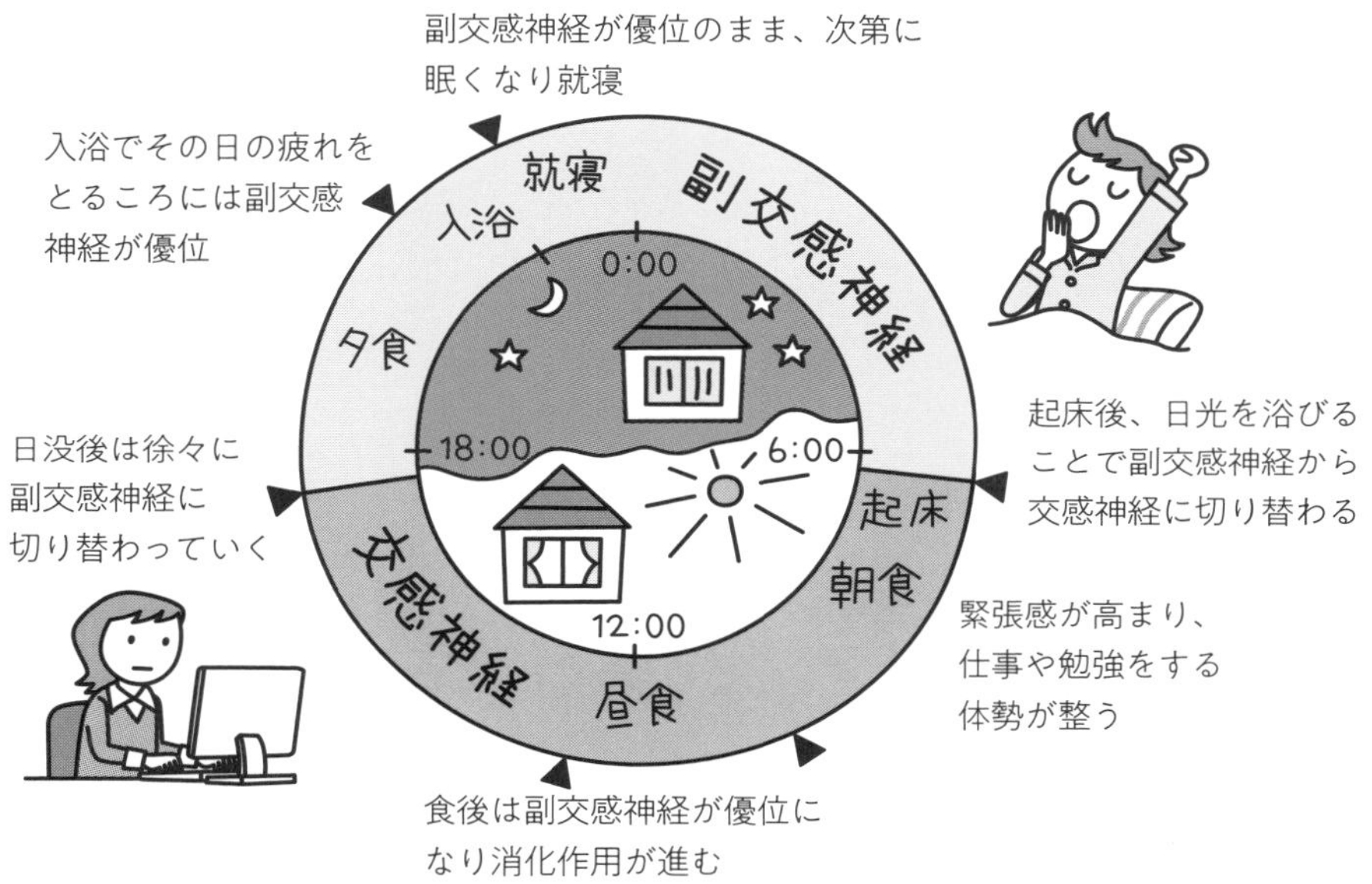
副交感神経が優位のまま、次第に眠くなり就寝
入浴でその日の疲れをとるころには副交感神経が優位
就寝
入浴
副交感神経
0:00
夕食
18:00
6:00
12:00
起床
朝食
昼食
交感神経
起床後、日光を浴びることで副交感神経から交感神経に切り替わる
日没後は徐々に副交感神経に切り替わっていく
緊張感が高まり、仕事や勉強をする体勢が整う
食後は副交感神経が優位になり消化作用が進む

現代でも会社や学校などで社会生活を送るとき、ある程度緊張して、意識を集中させなければいけません。ボーッとしていたら、仕事でミスが多くなり、学校で授業を受けていても学習内容が頭に入ってこないでしょう。つまり、交感神経が働くと、しっかりと社会生活が送れます。

しかし、交感神経だけが働き続けると、瞳孔は開きっぱなし、心拍数が増え続け、呼吸も速いままになり、体が休まりません。そこで、夜になって副交感神経が働き出すことにより、心拍数が落ち着き、呼吸もゆっくり深くなります。胃腸の働きも促され、消化、吸収、排泄がスムーズになります。さらに血流が良くなって、リラックス状態になり、よく眠ることができます。体が休息することで細胞の修復が行われ、生命活動を維持することができます。このようにリラックスすることで、健康な体の土台がつくられるわけです。

交感神経と副交感神経の関係は、車の運転に例えるとわかりやすいかもしれません。交感神経はスピードを上げるアクセルで、副交感神経は減速するブレーキの役割と言えます。アクセルを踏まなければ加速できませんが、アクセルだけでは暴走してしまいます。ブレーキがあることでスピードをコントロールできますが、ブレーキだけでは車を走らせることはできません。

交感神経が強過ぎると、さまざまな不調が……

交感神経と副交感神経は、状況に応じて強弱が切り替わり、お互いに支え合っています。どちらか一方が強くなり過ぎても、弱くなり過ぎてもいけません。バランスが取れていることが重要なのです。

交感神経と副交感神経のバランスが乱れると、さまざまな問題が生じます。特に現代のようなストレス社会では、交感神経優位の状態になりやすいのです。

交感神経優位の症状が長引くと28ページのような病気になることもあります。

アクセル 交感神経 （活動時）		ブレーキ 副交感神経 （休息時）
興奮	脳神経	鎮静
散大	瞳孔	縮小
心拍数増加	心臓	心拍数減少
上昇	血圧	低下
収縮	末梢血管	拡張
分泌減少	唾液	分泌増加
消化抑制	胃腸	消化促進
低下	免疫	上昇

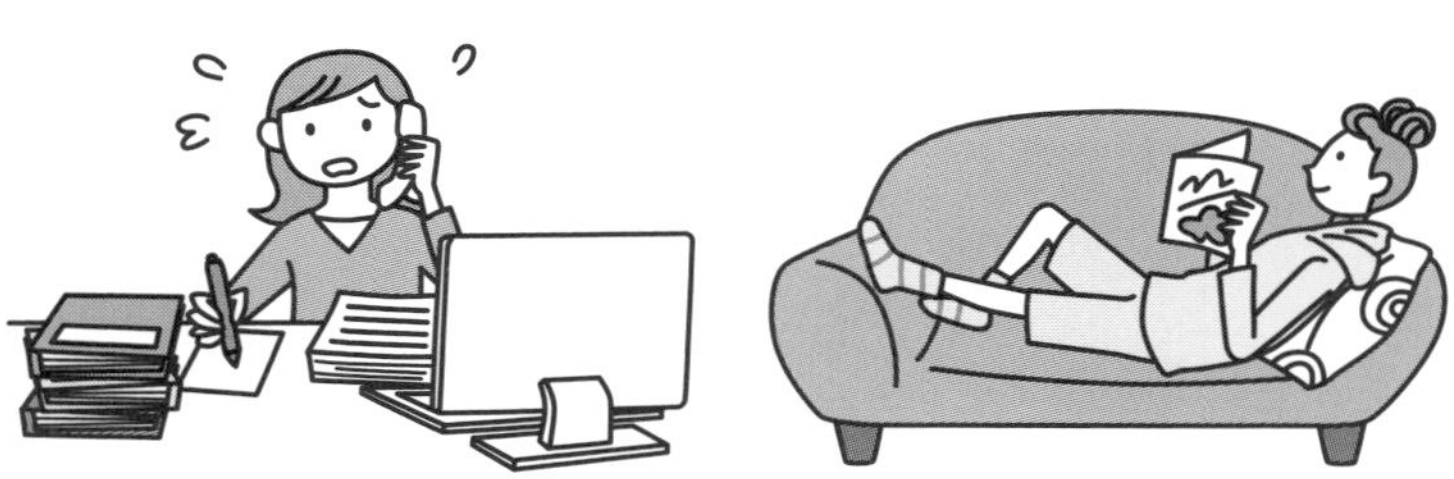

交感神経優位の症状

脈が速くなる（頻脈）	動悸、息切れ
不整脈	めまい
不眠	冷え症
頭痛	首こり、肩こり
耳鳴り	食欲低下
下痢、便秘	吐き気
全身のだるさ	憂鬱

・神経性胃炎　胃酸が過剰に分泌され、胃痛や胸やけを感じます。
・逆流性食道炎　胃酸が食道へ逆流し、胸やけや胸の痛み、胃痛などを感じます。
・過敏性腸症候群　腸の蠕動運動に異常が生じて、腹痛を伴う下痢や便秘に。
・過呼吸症候群　突然、浅く速い呼吸になり、息苦しさやめまい、手足のしびれなどが現れます。

交感神経の緊張を緩め、不調を改善する東洋医学

交感神経の緊張が続くと、血管の壁（平滑筋）が緊張し、血管は細く硬くなり血液の流れが悪くなります。また、胃

腸（平滑筋）も緊張して動きが悪くなり、食欲不振や胃痛などの症状が出やすくなります。

東洋医学では「交感神経が緊張する」＝「気の流れが悪くなる」と考えます。その結果として、血液の流れや内臓の働きが悪くなり、不調が生じます。

そのときに、私の場合はけいらく治療によって「気の流れを良くする」＝「交感神経の緊張を緩める」ということを行います。すると、心身共にリラックスして血液の流れや内臓の働きが良くなり、不調が改善されます。

治療中に、お腹がグルグルと鳴って「胃が動き出した」という患者さんが多いです。リラックスして副交感神経が優位になり、胃腸の動きが良くなるからです。

そして、体がリラックスすることで心も緩みます。「ガチガチだった体が緩んで、穏やかな気持ちになりました」と言う方も多いです。

自律神経の乱れの原因はストレス

自律神経が乱れる主な原因はストレスです。

ストレスとは、もともと物理学で使われていた言葉で「外からの圧力によって起きる歪んだ状態」を指します。ゴムボールが手でギュッと押しつぶされたところを想像してみて

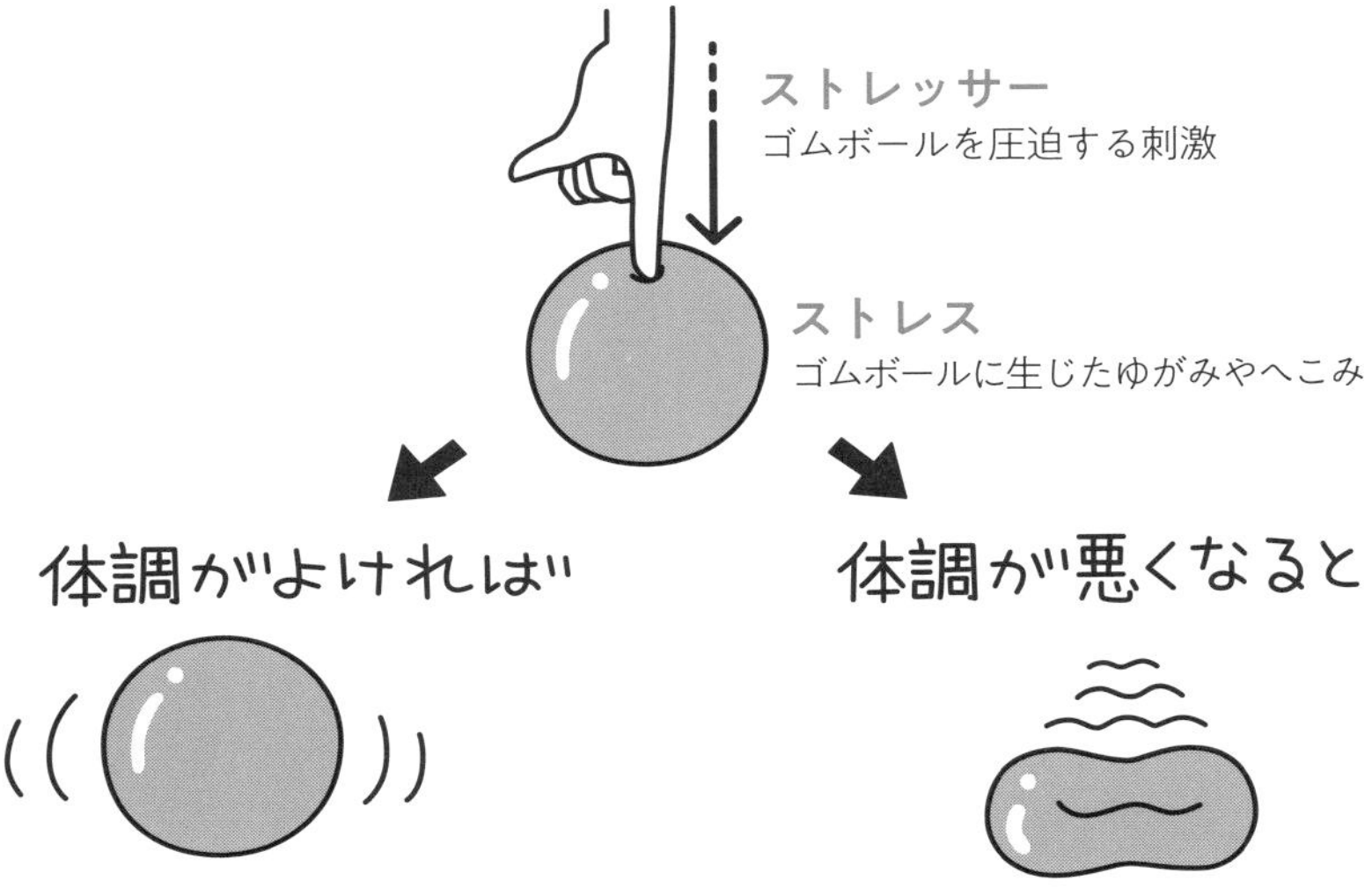

ください。ボールを歪ませている外からの圧力（手の力）をストレッサーといい、歪んだゴムボールがストレス状態ということになります（図参照）。

これを人体に当てはめると、外部からの刺激（ストレッサー）によって、心身が歪んでいる状態がストレス状態ということになります。そして、「外部からの刺激に対して、それに応えようとする体の反応」を生体のストレス反応といいます。

ストレッサーにはさまざまなものがありますが、大きく3つに分けられます。

①心理的、社会的ストレッサー

失敗したらどうしようというプレッシャーや大切な人との別れ、家庭や職場で

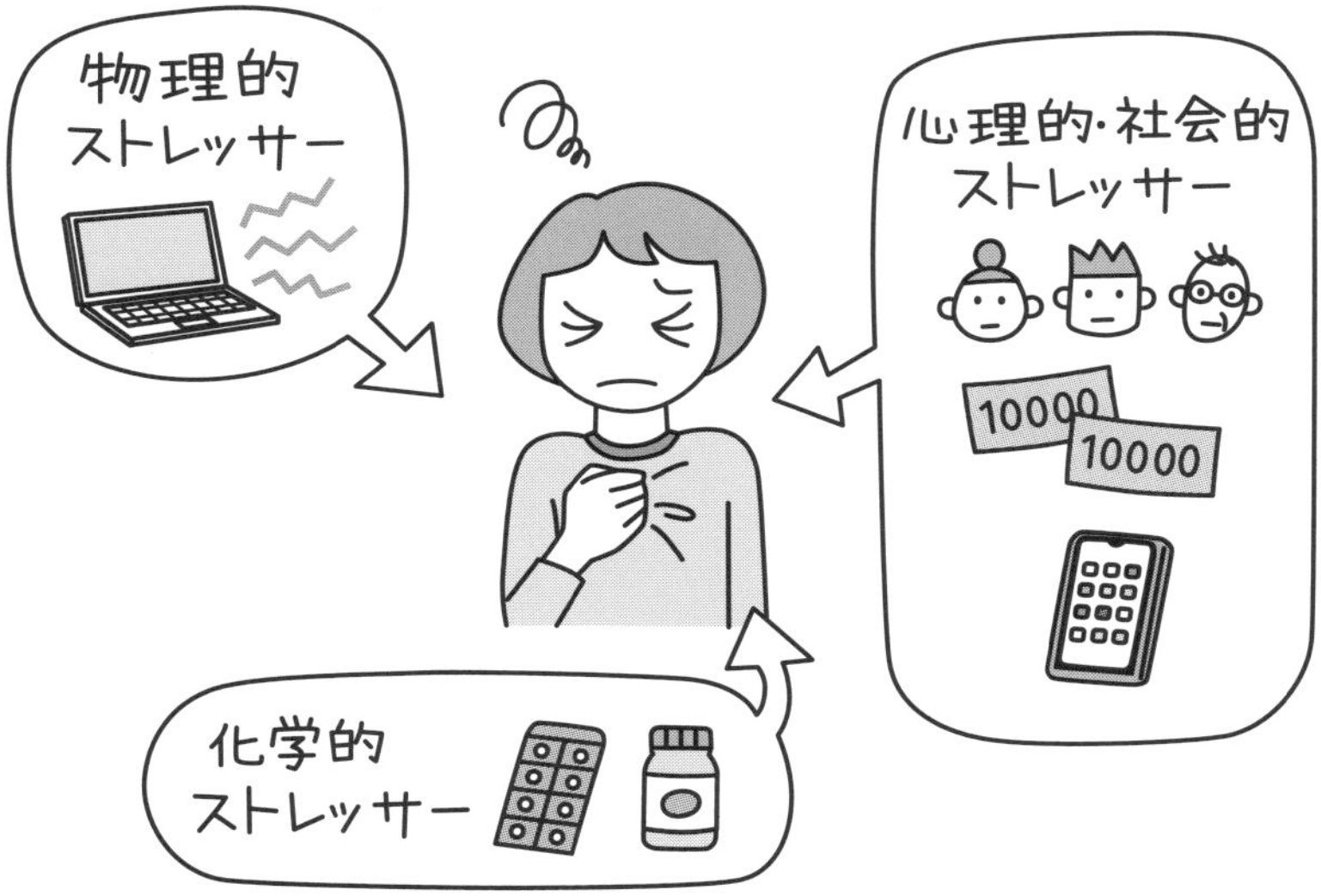

の人間関係の悩み、金銭トラブル、転勤など見知らぬ土地で暮らすことへの不安など、社会生活を送るうえで生じる緊張や悲しみ、苛立ちなど心の動きがストレッサーになります。

自律神経に最も影響を与えるのが、この心理的、社会的ストレッサーです。

②物理的ストレッサー

暑さ、寒さなど気温の変化、騒音、悪臭、電磁波（パソコン、スマートフォン）など、物理的な環境によるストレスです。

③化学的ストレッサー

薬物、化学物質、公害物質、食品添加物などによるストレスです。

時間経過によって変わるストレス反応

ストレスという概念を、医学の世界で初めて唱えたのはカナダの生理学者ハンス・セリエです。１９３６年にストレス学説を発表し、ストレスという言葉が定着しました。ハンス・セリエはストレスとは何かを定義し、ストレッサーを分類し、ストレッサーによって起きる生体反応を明らかにしました。

私たちの体にはホメオスタシス（生体恒常性）維持機能が備わっています。ホメオスタシスとは、環境が変化しても体内を一定に保とうとする働きのことです。例えば、気温が高くなると、たくさん汗をかいて体温を下げようとします。体内の水分が少なくなると、喉が渇いて水分補給の必要を知らせます。

ストレッサーによってストレスを受けた場合も、身の安全を図ろうと体内でさまざまな反応が起きます。その反応はストレスを受けてから時間経過とともに変わる、とハンス・セリエは主張しています。

１　警告反応期

初めてストレッサーにさらされ、体から警報が出ている時期です。

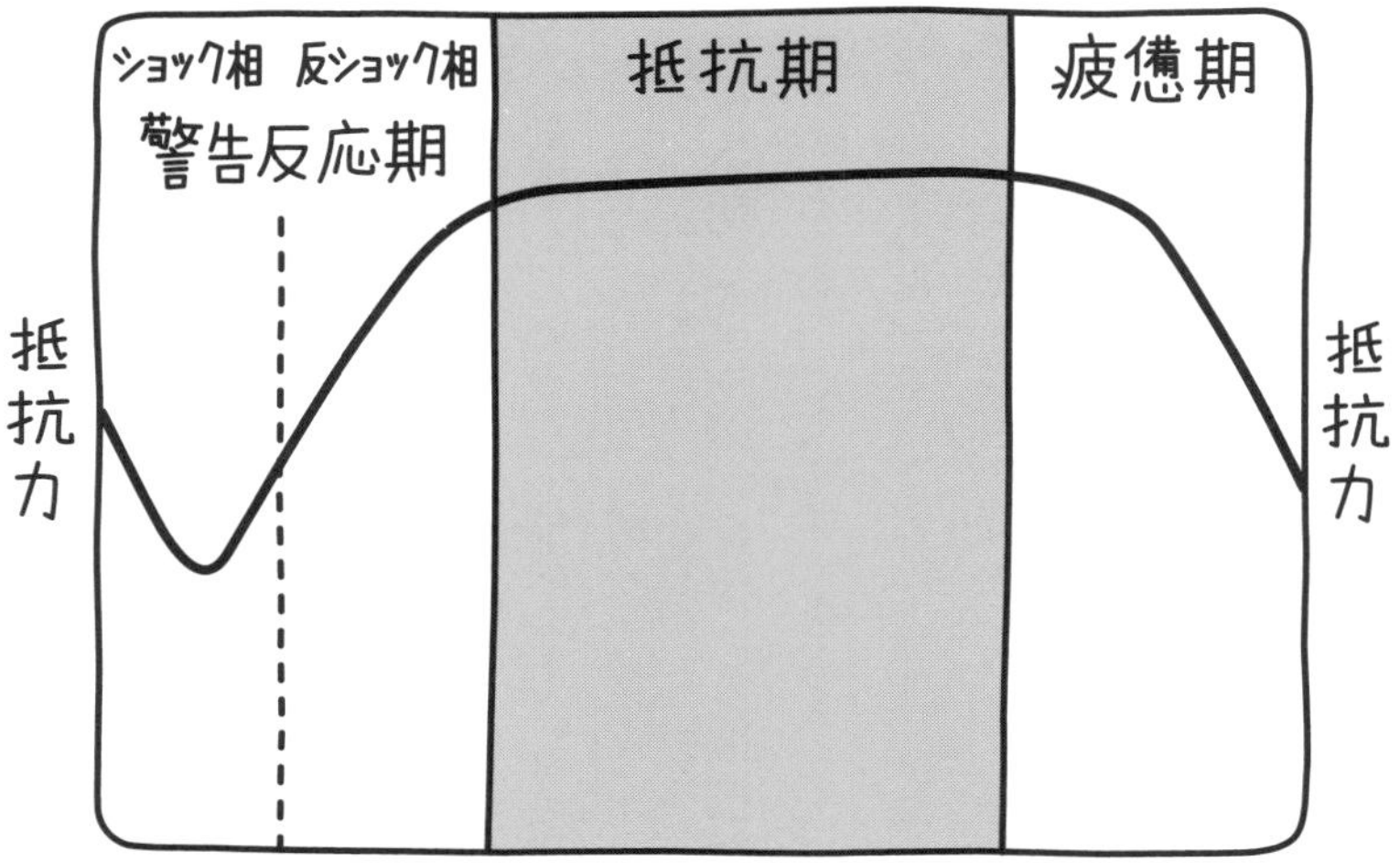

・ショック相　いきなりストレッサーのショックを受けて、適応できていない状態です。
・反ショック相　「これはまずい！」と、戦闘態勢を本格的に発動します。

2　抵抗期

ストレス状態が続き、戦闘態勢を完成させ、闘い続けています。しかし、この状態を維持するには、エネルギーを多く消費します。

3　疲憊期《ひはいき》

抵抗期が長くなるとエネルギーを消耗し過ぎて、抵抗力が衰えてきます。

ストレス反応の各時期に対応するけいらく治療

ストレス反応の各時期によって現れやすい不定愁訴があります。その時期によって交感神経と副交感神経のバランス（強弱）が違ってくるからです。けいらく治療は、そのバランスの違いにも見事に対応して平衡に整えてくれます。つまり、興奮し過ぎているものは抑えて、低下しているものは高めてくれます。

【警告反応期（反ショック相）＋抵抗期】

●交感神経を抑え、副交感神経を高める

「警告反応期の反ショック相」と「抵抗期」では、ストレッサーに負けないよう、交感神経を活発にして戦闘態勢に入っています。交感神経が強くなり過ぎて、自律神経のバランスが乱れた状態です。したがって、けいらく治療で交感神経を抑え、副交感神経を高めることでバランスを整えます。

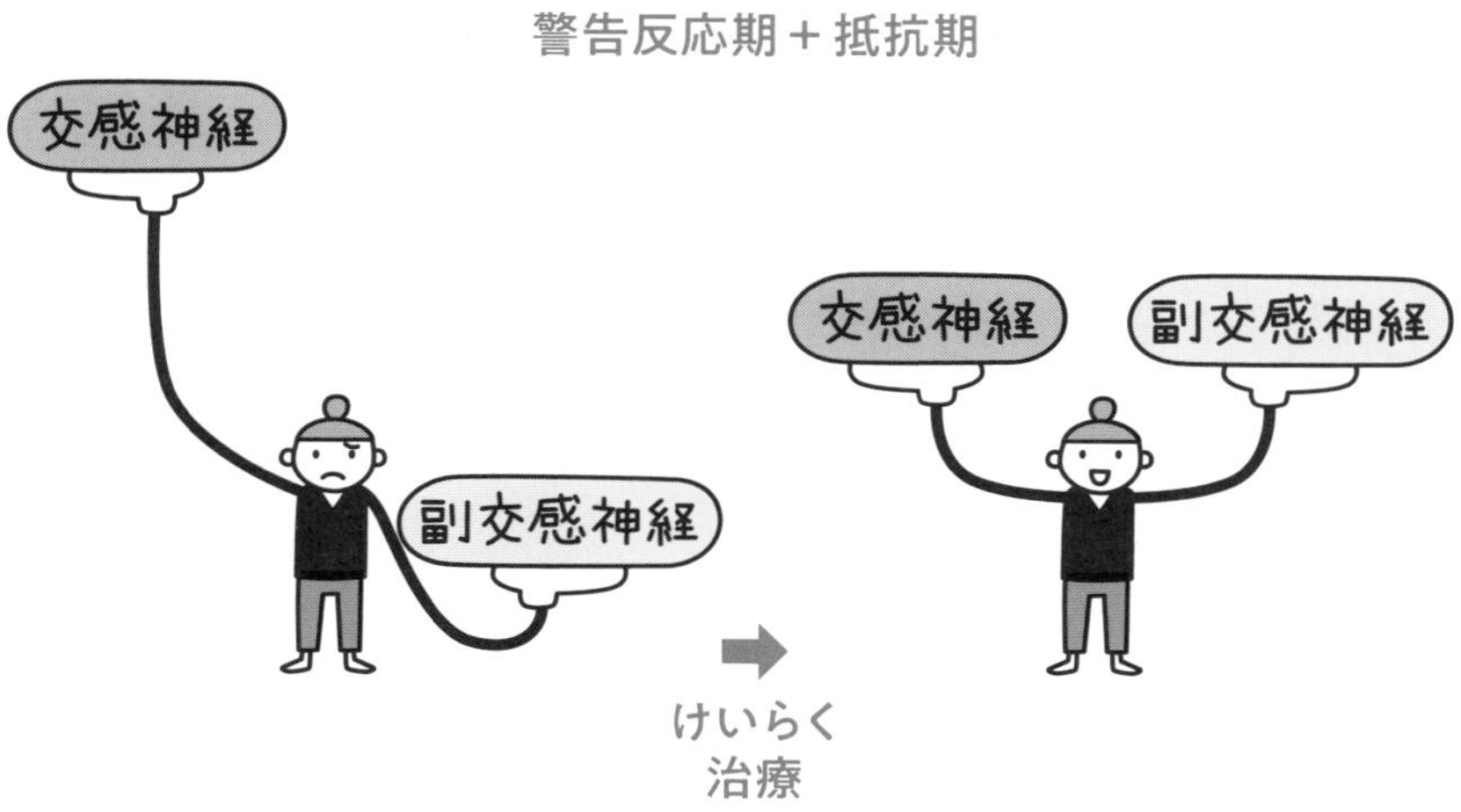

〈体調〉

心拍数、血圧が上昇。呼吸数が多くなり、筋エネルギーも上昇。食欲は減退、胃腸の働きが衰える。

〈この時期に現れやすい不定愁訴〉

イライラ、頭痛、めまい、動悸、息切れ、不眠、冷え症、肩こり、高血圧、胃痛、食欲減退

〈けいらく治療の効果〉

・筋肉の緊張が緩んで、頭痛や肩こりなどが改善。
・気の流れと血液の流れが良くなり、体が温かくなり、冷え症などが改善。
・胃腸の緊張が緩み、胃痛や食欲減退などが改善。
・呼吸がゆっくりと深くなり、動悸や息切れなどが改善。

・交感神経の緊張が緩んでリラックスでき、イライラが解消し、よく眠れて不眠が改善。

〈症例〉

会社の会計業務を任されている40代の男性会社員Sさんですが、寝つきが悪く夜中に何度も目が覚めるなど不眠に悩まされていました。一日中パソコンに向き合い、肩がガチガチにこっていて、ストレスから呼吸も浅くなり、息苦しくなることも度々あったとか。しばらく治療を行ったところ、2回目に来院されたとき「前回施術を受けた日は翌朝までぐっすり眠れました！」と驚いていました。その後、10日に1回のペースで来院され、2か月たった頃には夜中に目が覚めることがなくなり、息苦しさも消失しました。現在は、肩こりなど調子が悪くなったときだけ来院されています。

Sさんの場合、ストレスが抵抗期だったので、治療により交感神経は抑えられ、副交感神経が高まり症状が改善されました。

【疲憊期《ひはいき》】

●交感神経と副交感神経の両方を高める

「疲憊期」は疲れ切っていて、精神的にも肉体的にも衰弱している状態です。交感神経も副交感神経も両方機能が低下しているので、さまざまな病気にかかりやすくなっています。

疲憊期

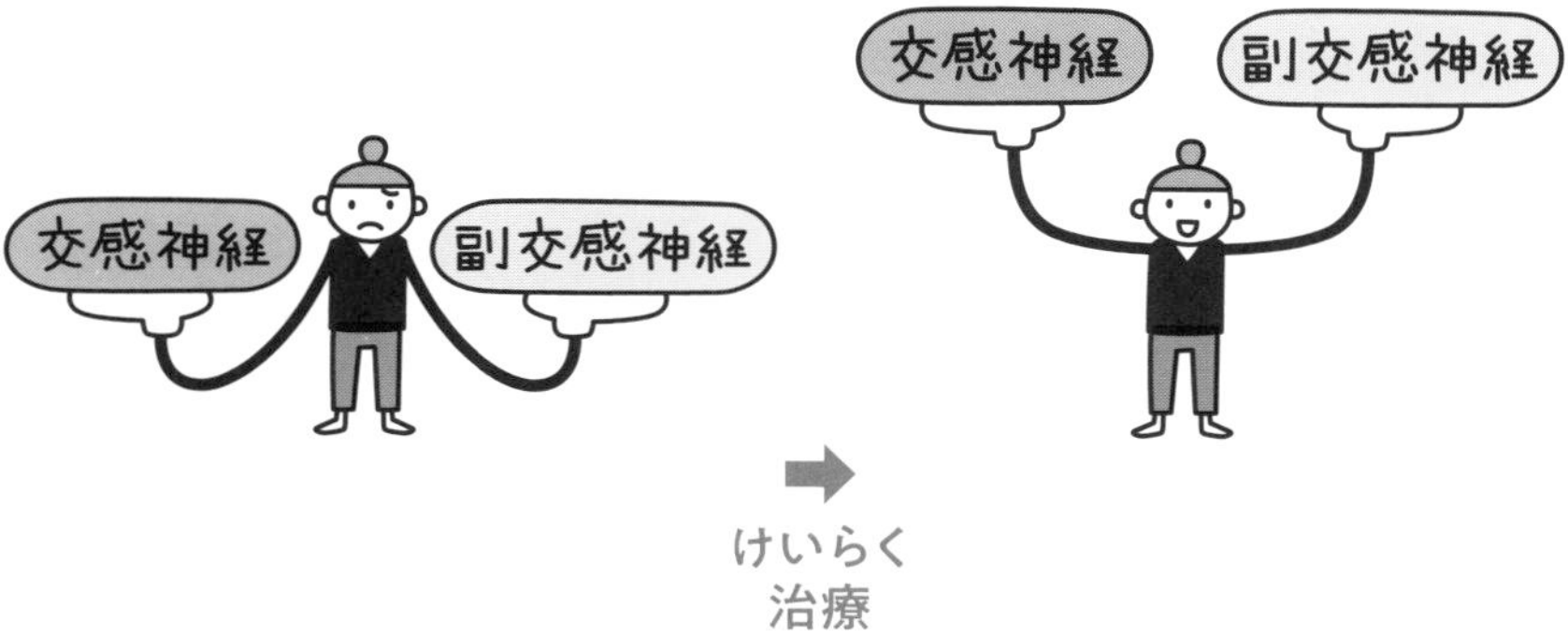

したがって、けいらく治療で弱っている交感神経と副交感神経の両方を活性化し、自律神経のバランスを整えます。

〈体調〉

血圧・体温・血糖値の低下。神経系活動の低下。

〈この時期に現れやすい不定愁訴〉

抑うつ、不安感、気分の落ち込み、意欲の低下、思考力や集中力の低下、便秘・下痢、食欲減退、全身のだるさ

〈病気〉

うつ病、心身症、過敏性腸症候群、適応障害、パニック障害など

〈けいらく治療の効果〉

・気の流れと血液の流れが良くなり、心も体も元気になる。

・気分がスッキリして落ち着く。

・やる気が出る。
・全身のだるさが改善し、体が軽くなる。
・胃腸の動きが良くなり、便秘・下痢が改善。

〈症例〉

パニック障害で不眠やめまいなどの症状がある30代男性のSさん。病院で抗うつ剤を出されているけれど、良くならないとのことでした。けいらく治療を行い、交感神経と副交感神経を共に活性化し、1回の施術で落ち着かれました。

線維筋痛症と思われる関節や筋肉、腱などの全身性の激しい痛みやめまい、抑うつなどの症状で悩んでいた60代女性のMさん。これらの症状は、原因はわかっていませんが、精神的ストレスや天候によっても左右され、自律神経が大きく関与しているといわれています。週1回のペースで施術を行い、半年ほどで痛みやめまいがほぼなくなるまで改善。Mさんは片道2時間かけて熱心に通院されました。

パニック障害のあるSさんも、疼痛やめまいのあるMさんも、疲憊期で交感神経も副交感神経も低下していたので、けいらく治療によって両方が活性化しバランスが整い、症状が改善されました。

実は適度なストレスは必要

ここまで自律神経の乱れを引き起こす原因であるストレスについて説明してきました。ストレス＝悪者と思いがちですが、実は人間にとって適度なストレスは必要なのです。

例えば、子どもが緊張や不安などストレスを一切経験しないで成長したとすると、どんな大人になってしまうでしょうか。わがまま放題でルールを守れない、一人では何もできないなど、社会生活に適応できない大人になることが容易に想像できます。

私にとって仕事である施術は適度なストレスとなっています。患者さんを的確に診断し施術を行うことは、「一対一の真剣勝負！」のような緊張感があります。もし、施術をしなくなってストレスフリーになってしまうと、毎日が休日みたいで心身共に「ボーッ」とした状態になってしまうかもしれません。

現実にはまったくストレスがない状態はあり得ません。無重力状態の宇宙に滞在した宇宙飛行士は、骨からカルシウムが溶け出して地上に戻ったときに骨が折れやすくなっています。地球の重力も一種のストレスなのです。つまり、生きている限り、ストレスからは逃れられません。

大切なのは、ストレスをどのように受け止め、どのように処理していくかです。心も体も病まないよう、上手に付き合っていきましょう！

不定愁訴に対する西洋医学の限界

プロローグで「西洋医学は悪い部分を集中的に攻撃して症状を抑える対症療法です」と述べました。しかし、不定愁訴のように検査をしても異常がなければ、「悪い部分」を特定することができません。精神的なものが原因だろうと、心療内科や精神科に回されることも少なくないのです。

結局、患者さんが訴える不眠には睡眠剤、頭痛には鎮痛剤、めまいには抗めまい薬、うつ症状には抗うつ剤などの薬剤が処方されます。対症療法ですから、薬を飲めば一時的に症状は軽くなりますが、薬の効果が切れればまた出現します。症状が複数あれば薬も複数出され、胃腸が荒れるなどの副作用も出てきて、胃腸薬も処方され、薬は増える一方なのに症状は改善されないという悪循環が起きます。「薬の副作用が心配」と言って、私の治療院に来られる患者さんも少なくありません。そんなとき、学生時代に大学病院の実習で聞いた「自律神経の不調に効く薬はない」という先生の言葉を思い出します。

正道先生の

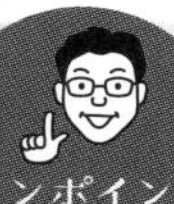

ワンポイントコラム

更年期障害と自律神経の乱れ

更年期とは、女性では閉経をはさむ10年ほどの時期（およそ45～55歳頃）を指し、女性ホルモンの分泌が少なくなって、心身にさまざまな症状が現れます。のぼせやほてりなどのホットフラッシュ、頭痛、イライラ、不眠、冷え、動悸、便秘・下痢など更年期障害と呼ばれる症状です。自律神経の乱れによる不定愁訴と同じような症状が多いですね。

実は、更年期障害と自律神経の乱れには深い関わりがあります。女性ホルモンの分泌も自律神経も、脳の視床下部でコントロールされています。更年期に女性ホルモンが急激に減ってしまうと、視床下部にも影響して自律神経も乱れやすくなるのです。

自律神経のバランスが乱れることで血行が悪くなり、ホットフラッシュや動悸、発汗、手足の冷えなどが生じます。また、交感神経が活発になり過ぎることでイライラや不眠、頭痛などが起きやすくなり、便秘・下痢、胃痛、無気力などが生じます。

更年期障害は個人差があり、ほとんど出ない人もいれば、日常生活を送るのが辛い人もいます。更年期障害に悩まされている人に対しては、東洋医学によって自律神経のバランスを整えることで改善することが期待できます。

未病の段階で施術する東洋医学

東洋医学では、健康と病気の間のグレーゾーンを「未病」と呼びます。まだ病気ではないけれど、健康のレベルが低下して不調（病気の予兆）が現れている状態です。放っておくと病気になってしまうため、その不調に対処することで病気の発症を予防します。

西洋医学では、検査で異常が見つかり病気と診断したときから治療を始めます。逆に言うと、検査で異常がなければ治療できません。しかし、東洋医学は病気になる前の未病の段階も対象に施術します。不定愁訴は、まさに未病にあたります。

健康から病気までの流れは次のようになります。

1　健康
2　自律神経の乱れ（自覚症状・弱）
3　不定愁訴（自覚症状・強）
4　病気

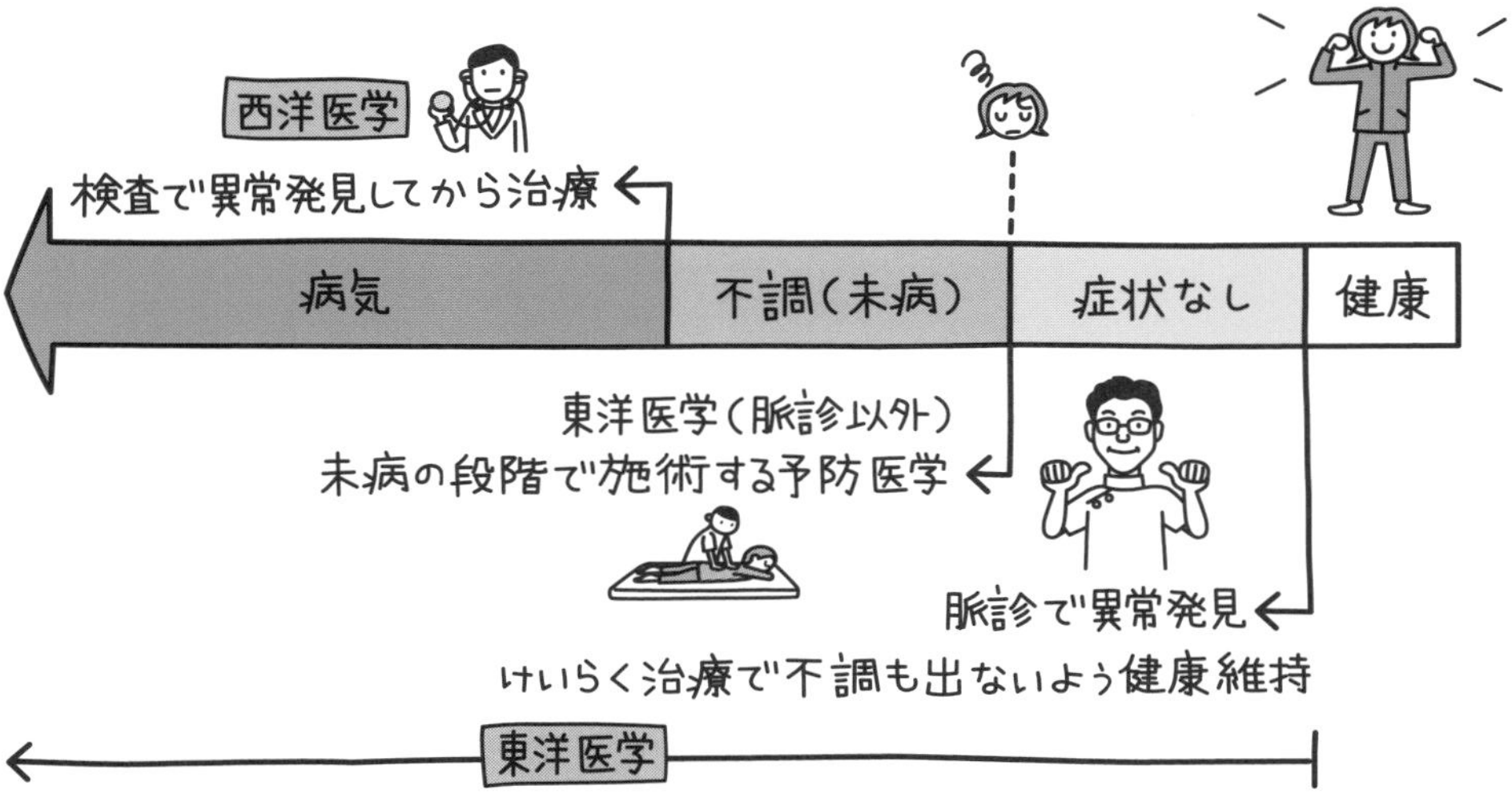

2と3が未病に当たります。西洋医学では基本的には検査に異常が出る4から治療が行われますが、不定愁訴のような自覚症状（強）がある場合には3からも薬が処方されます。しかし、あくまでも対症療法です。

それに比べて、東洋医学では2の自律神経の乱れが生じた段階から施術を行い、3の不定愁訴や4の病気にまで進行させないようにすることができます。東洋医学は予防医学なのです。

同じ人にさまざまな症状があったとしても根本原因は一つです。根本原因を突き止めて施術すれば、さまざまな症状が改善していくでしょう。あなたにお馴染みになってしまった不調とサヨナラすることが可能です。

東洋医学では全身を診て根本原因を突き止めます。なぜ、東洋医学が根本原因を見つけられるのかを次章で詳しく説明したいと思います。

また、私が行っている脈診によるけいらく治療は根本原因を探るのはもちろん、不定愁訴の前段階である2の自律神経の乱れを起こさせないようにすることができます。症状が出る前に脈に異常が出るので、そこから施術を始めれば症状さえも出ないようにすることが可能なのです。けいらく治療は究極の予防医学ではないかと思っています。そのけいらく治療についても次章で具体的に紹介します。

第2章

指3本の脈診で不調の根本原因がわかる！けいらく治療

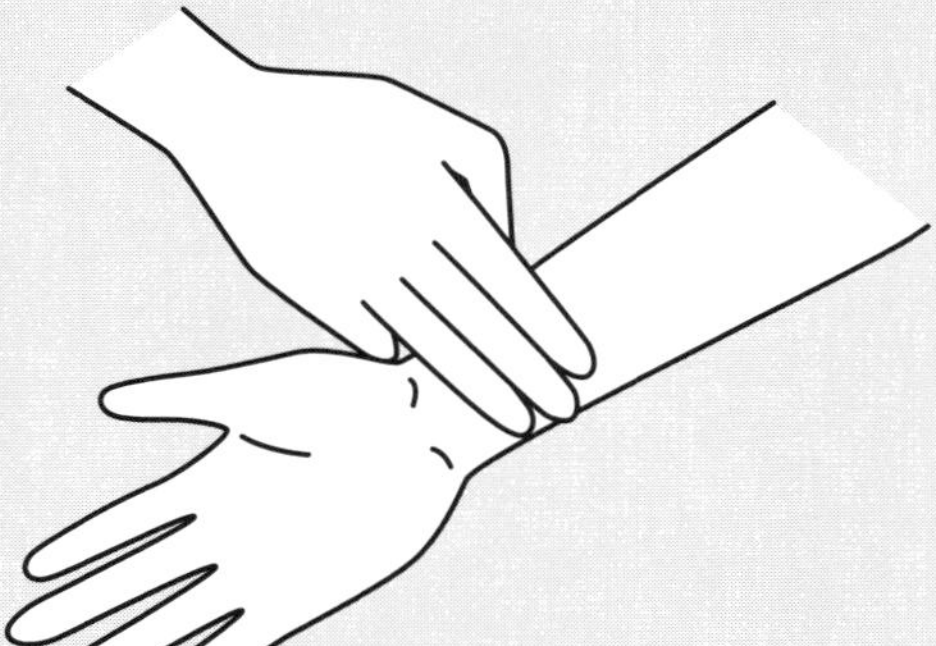

根本原因を突き止める東洋医学①　陰陽論

不定愁訴の原因である自律神経の乱れを、東洋医学では気の流れを整えることで改善します。どうして、そんなことができるのでしょうか。

その理由を知るために、まず東洋医学の基本的な考え方を説明しておきましょう。陰陽五行論と呼ばれる理論が東洋医学のベースとなります。

まず、陰陽論についてです。古代中国の人々は混沌とした宇宙を理解しようと、長期にわたって自然現象を観察し、あらゆるものは陰陽に分けられるという陰陽論を導き出しました。例えば、宇宙は天と地に、一日は昼と夜に分かれます。物には表と裏があります。それぞれ対立しながらも、片方だけでは成立しません。相互依存する関係なのです。

東洋医学も、人体は自然界の一部であり自然界と同じ法則に従っているとして、陰陽論を採り入れています。人体を陰陽に分け、陰陽のバランスが崩れた状態を病気と考えています。

自然界の陰陽	陽	昼	夏	南	熱	火	太陽
	陰	夜	冬	北	寒	水	月

人体の陰陽	陽	男	上半身	背	腑	気
	陰	女	下半身	腹	臓	血

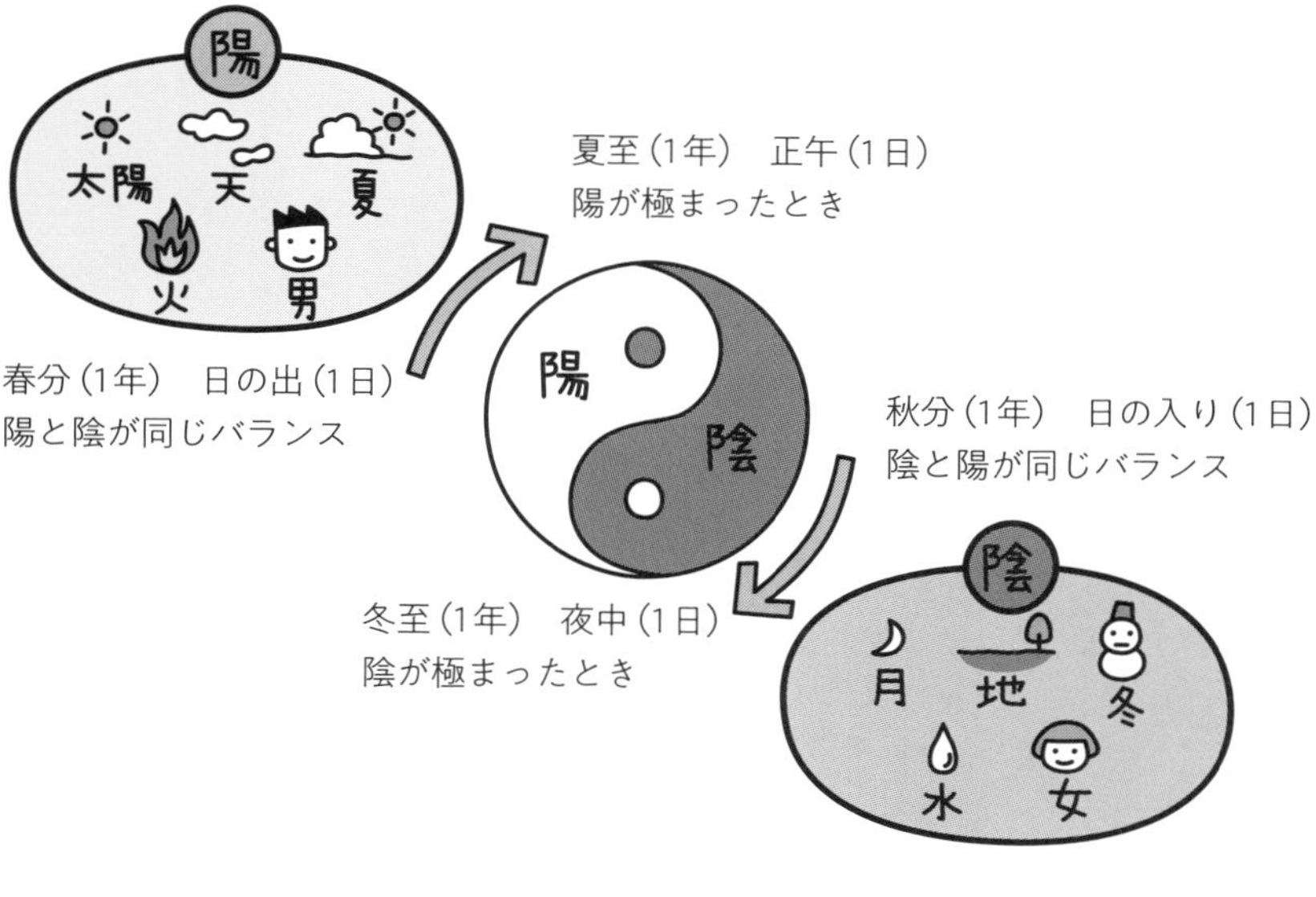

根本原因を突き止める東洋医学②　五行論

五行論とは、自然界のすべてのものを木、火、土、金、水の5つの性質に分類し、相互関係をみる理論です。

【五行の性質】

木　樹木のように発生、生長、伸長していく
火　炎のように熱をもち、上昇していく
土　大地のように作物を育て、あるいは採り入れを助ける
金　金属のような収斂性（引き締まる、まとまる）
水　川の流水のように潤し、冷やし、下降していく

五行の相関関係には相生《そうせい》と相克《そうこく》があります。

【相生】

相生とは相手を生み出し、助ける働きで、母子関係ともいいます。

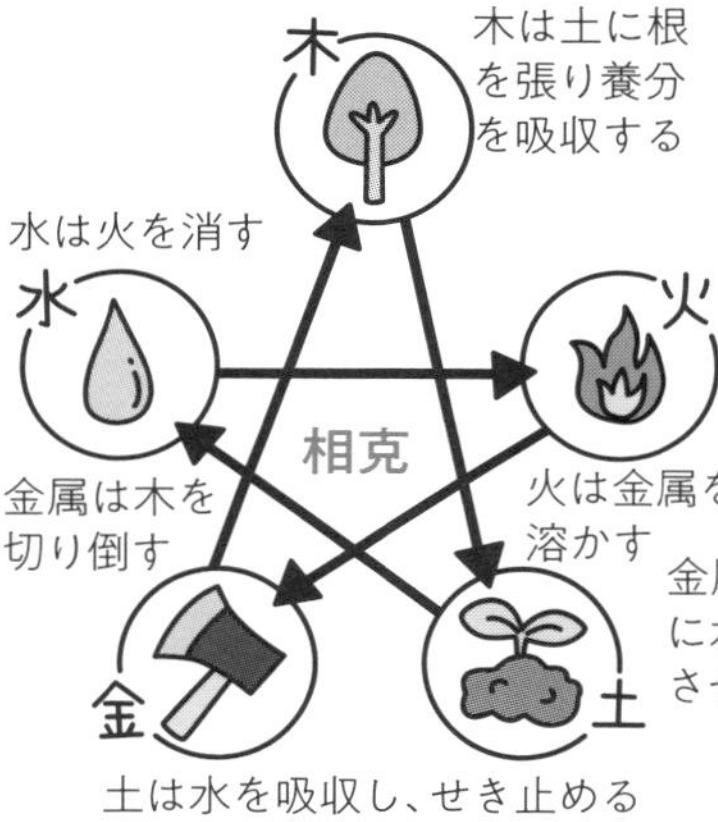
木
木は土に根を張り養分を吸収する
水は火を消す
水
火
相克
金属は木を切り倒す
火は金属を溶かす
金
土
土は水を吸収し、せき止める

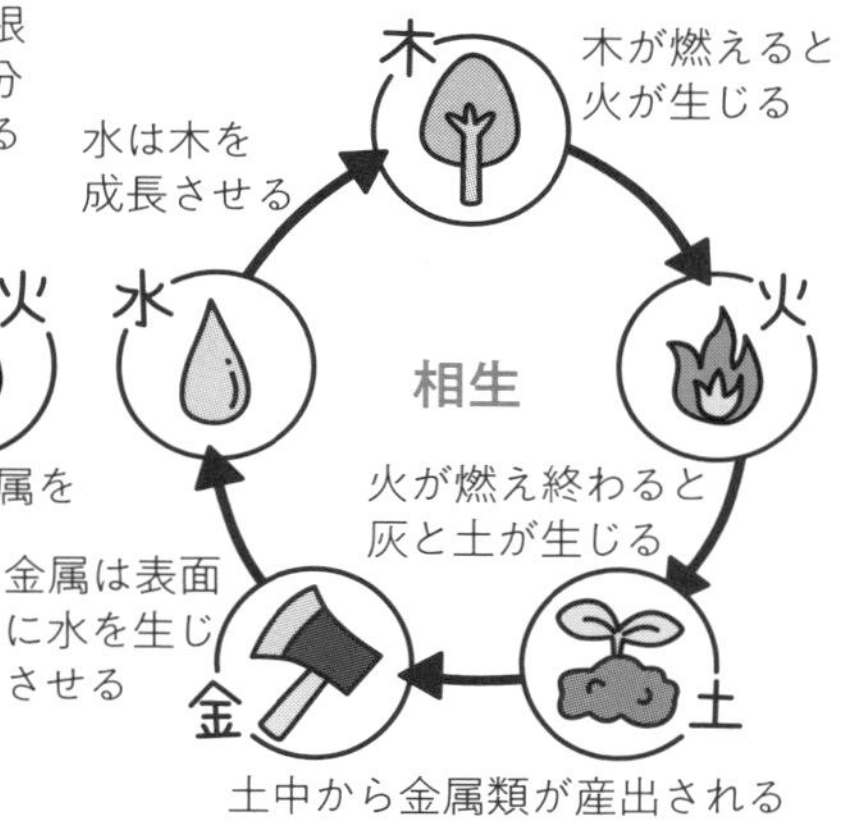
木
木が燃えると火が生じる
水は木を成長させる
水
火
相生
火が燃え終わると灰と土が生じる
金属は表面に水を生じさせる
金
土
土中から金属類が産出される

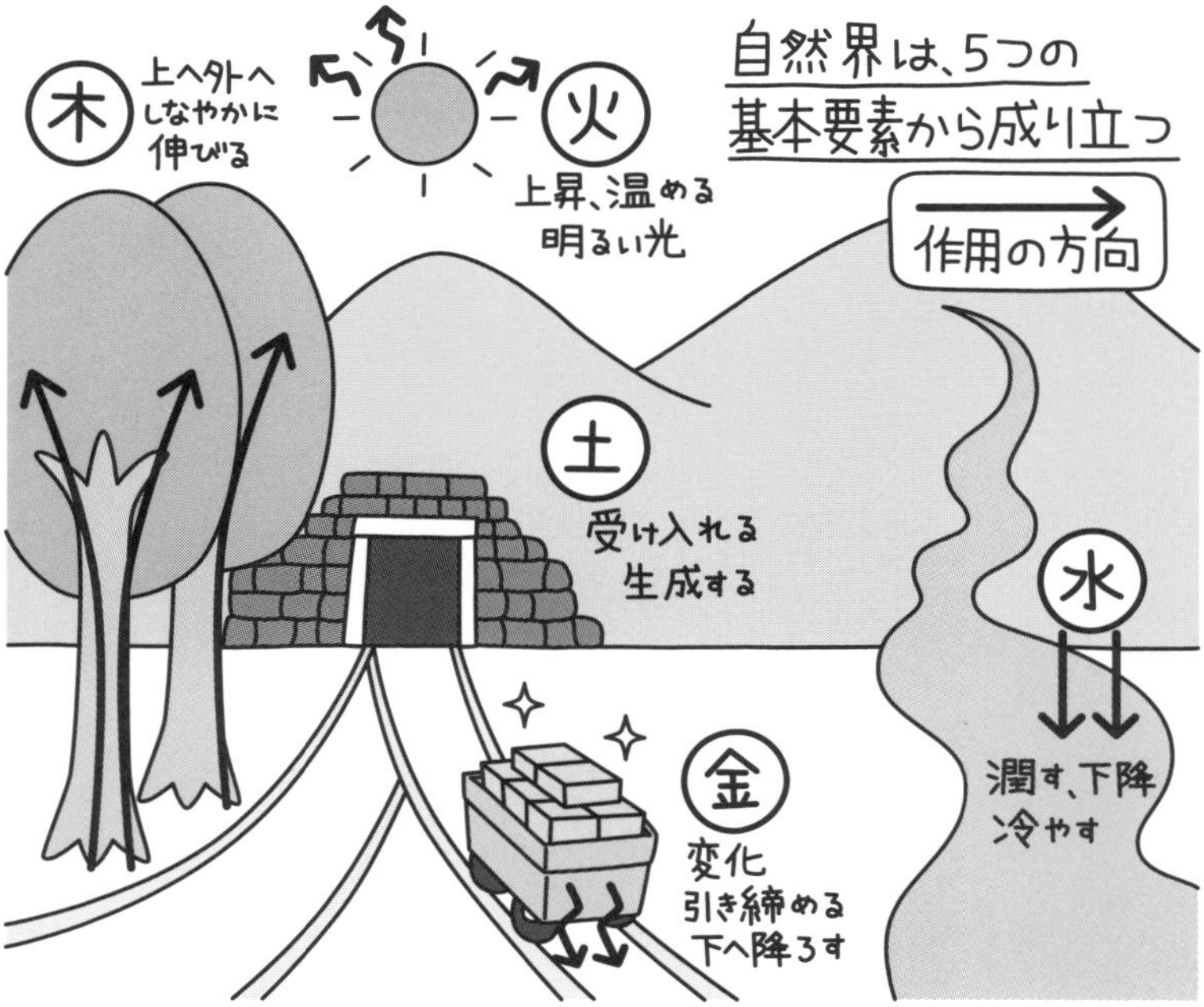
自然界は、5つの基本要素から成り立つ
作用の方向
木
上へ外へしなやかに伸びる
火
上昇、温める明るい光
土
受け入れる生成する
水
潤す、下降冷やす
金
変化
引き締める
下へ降ろす

臓腑の相生と相克関係

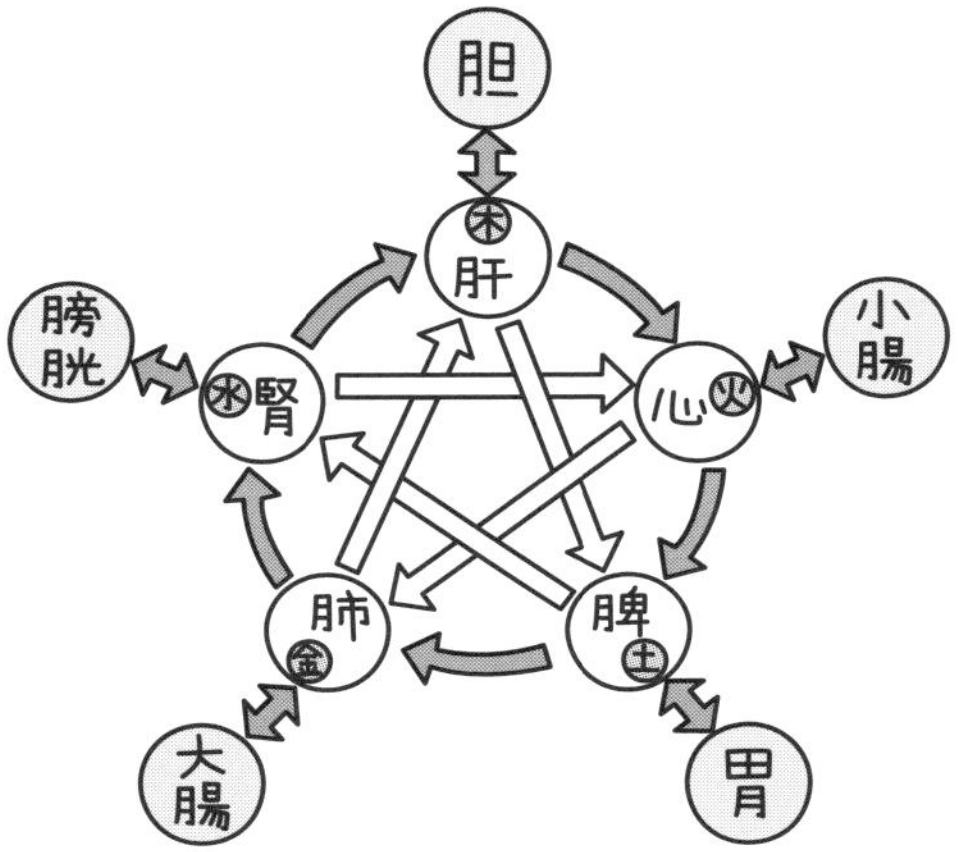

「木は火を生じ、火は土を生じ、土は金を生じ、金は水を生じ、水は木を生ず」という関係です。木は燃えて火になり、燃え終わると灰（土）を生じ、土の中からは金属が産出され、金属は冷えると水滴が生じ、水は木を成長させます。

【相克】

相克とは相手を抑制し、弱める働きです。「木は土を克し、土は水を克し、水は火を克し、火は金を克し、金は木を克す」という関係です。木は土の栄養を吸い取り、土は水の流れをせき止め、水は火を消し、火は金属を溶かし、金属の刃物は木を切るという例えになります。

東洋医学では、人体も自然界と対応して五行に分けています。木、火、土、金、水の五行のバランスが均等に取れていれば健康ですが、どこか一つが弱まるとバランスが崩れて病気になると考えています。

根本原因を突き止める東洋医学③　気と経絡

気とは生命活動のエネルギーであり、体内や体表に流れています。

そう言われても、気は目には見えないので、「そんなバカな」と信じがたい人が多いのではないでしょうか。

しかし、「子どもが元気よく遊んでいる」と言われれば子どもの様子が目に浮かぶでしょうし、「体調は悪くないけど、やる気がしない」という状態は誰にも経験があるのではないでしょうか。時代小説などを読んでいて「暗闇で殺気を感じて身構えた」という表現が出てきても、すぐに想像ができます。

「元気」「やる気」「殺気」などは東洋医学の気から発生した言葉で、目には見えないものですが、どのような状態を指すのかを私たちは常識として理解しています。つまり、私たちは無意識のうちに気の存在を感じているのではないでしょうか。

東洋医学では、気は生命活動のエネルギーであり、血液を全身に循環させ栄養を供給し臓腑・器官・組織に活動力を与える役割を果たすものとしています。気が不足すると血行が悪くなり、不調の原因になります。「気の働き」は、西洋医学でいう「自律神経の働き」と同じなのです。つまり、東洋医学で気の流れを整えると、同時に自律神経の交感神経と副交感神経のバランスも整うのです。

気の通る道が経絡です。西洋医学では人体を解剖すれば、神経や血管などを目で確かめることができますが、経絡は目には見えません。しかし、気と同様に3000年の歴史が存在を証明しているのではないでしょうか。

経絡には経脈（縦の脈）と絡脈（横の脈）があり、全身に網の目のように張り巡らされています。気が経絡を滞りなく流れている状態が健康です。体内で変調があると気の流れが滞って体表にも変化（硬結など）が現れます。また、体外の邪気（病原菌など）が体内へ侵入すると、気の流れが滞って臓腑にも影響を与えます。

経絡には経穴《けいけつ》と呼ばれる反応点があります。いわゆるツボです。経穴は気の出入り口ともなっています。全身には360余りの経穴があるとされ、鍼灸治療は鍼や灸で経穴に刺激を与えて気の流れをよくする治療法です。

一例を挙げると、胃腸の調子が悪いと体表の足三里という膝下のツボが硬くなります。そこで、足三里にお灸をすると胃の調子が良くなります。「足に治療をされたのに、胃の調子が良くなってビックリした」と不思議がる患者さんが大勢いらっしゃいます。

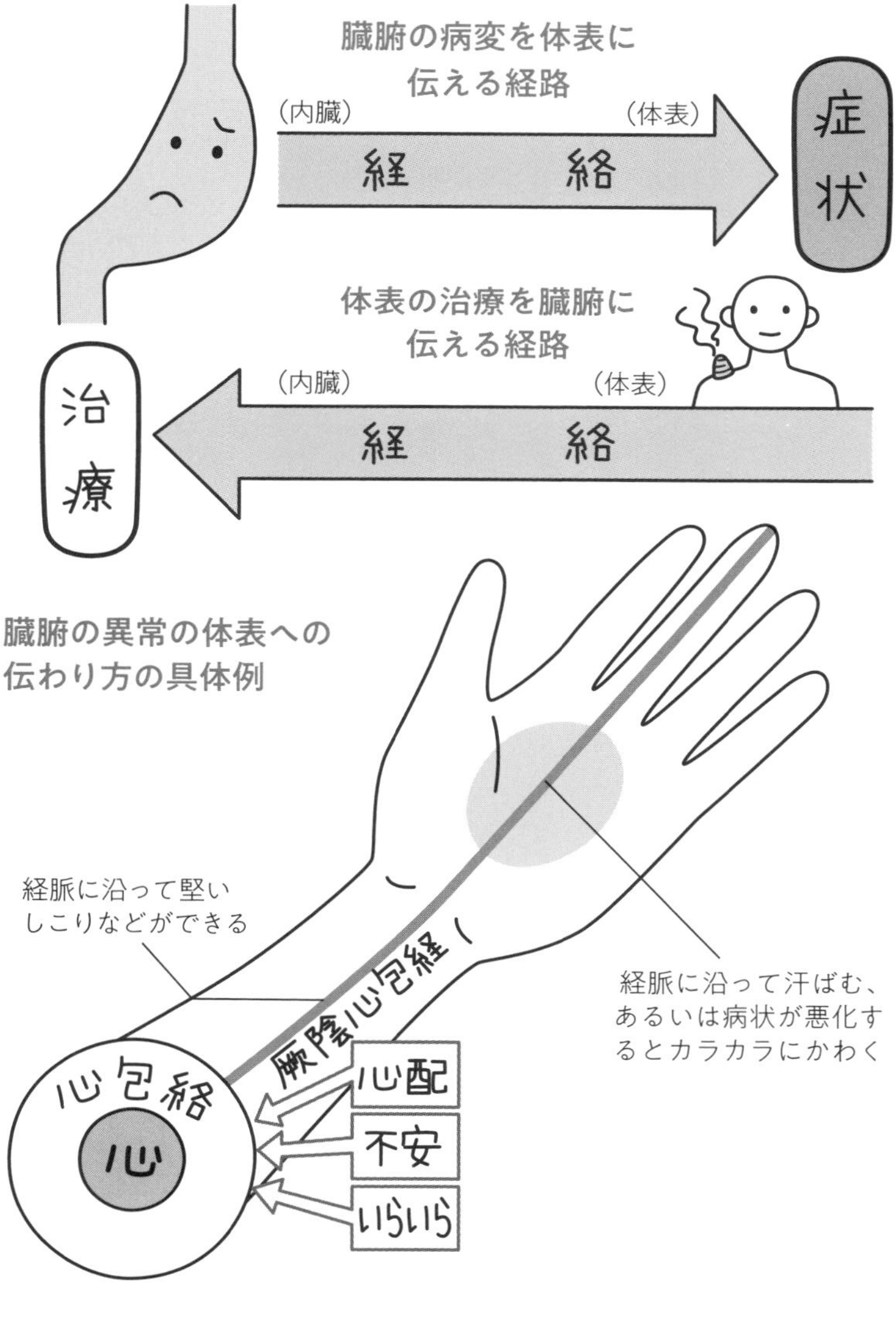
臓腑の病変を体表に
伝える経路
（内臓）
（体表）
経絡
症状
体表の治療を臓腑に
伝える経路
（内臓）
（体表）
経絡
治療
臓腑の異常の体表への
伝わり方の具体例
経脈に沿って堅い
しこりなどができる
経脈に沿って汗ばむ、
あるいは病状が悪化す
るとカラカラにかわく
厥陰心包経
心包絡
心
心配
不安
いらいら

根本原因を突き止める東洋医学④
気血の流れが滞った経脈が病気の原因

東洋医学では陰陽五行論に基づいて、どの臓腑が弱って全身のバランスが崩れているのかを突き止めます。そして、その弱っている臓腑、あるいは相生関係や相克関係にある臓腑を治療し、気血の流れを良くして、全身のバランスを整えることで症状を改善します。

けいらく治療の経絡とは、前項で説明したように気血が流れる通り道であり、経脈と絡脈の総称です。経脈には十二経脈、奇経八脈、絡脈には十五絡脈、浮絡、孫絡などがありますが、最も重要なのは十二経脈です。

十二経脈は五臓六腑、頭部、躯幹《くかん》（＝胴体）、四肢（手足）など全身につながっていて、切れ目なく輪のように流れています。けいらく治療では、全身をぐるっと回っている十二経脈の中で、気血の流れが滞っている経脈が病気の根本的な原因であると考えます。つまり、十二経脈のうちどの経脈が滞っているのかを探せばよいわけです。

十二経脈

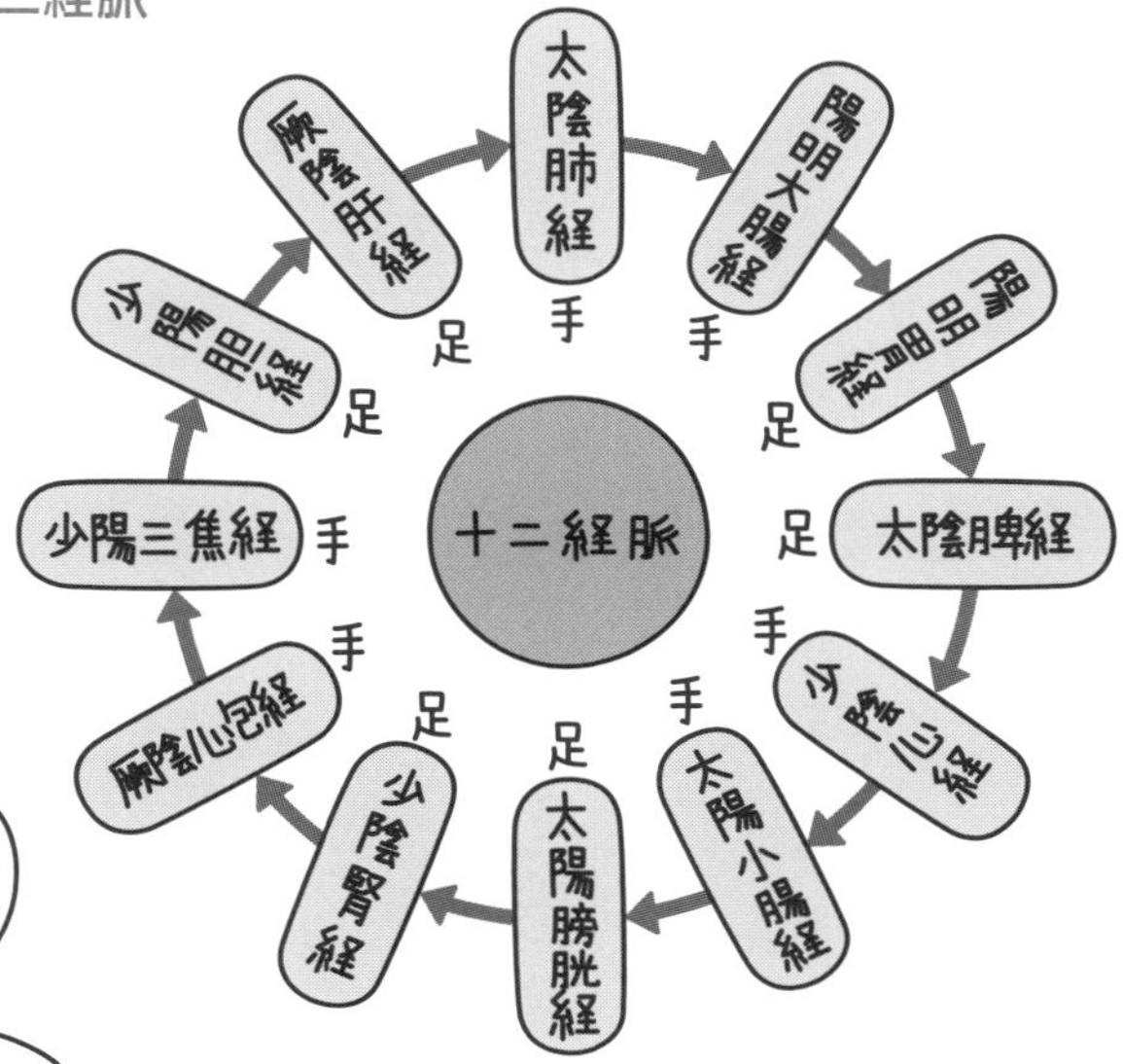
十二経脈
太陰肺経
手
陽明大腸経
手
陽明胃経
足
太陰脾経
足
少陰心経
手
太陽小腸経
手
太陽膀胱経
足
少陰腎経
足
厥陰心包経
手
少陽三焦経
手
少陽胆経
足
厥陰肝経
足

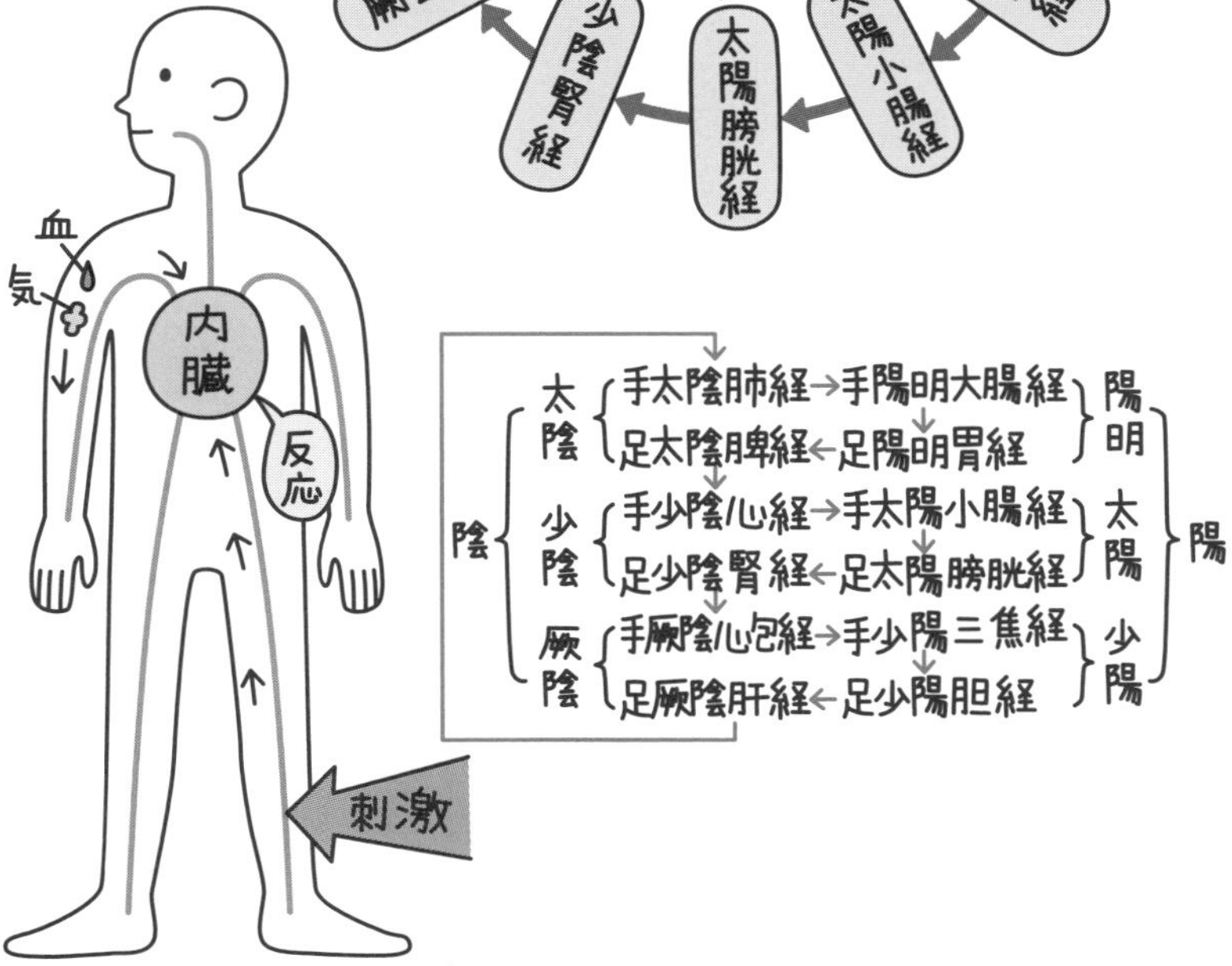
血
気
内臓
反応
刺激
陰
太陰
手太陰肺経→手陽明大腸経
足太陰脾経←足陽明胃経
陽明
少陰
手少陰心経→手太陽小腸経
足少陰腎経←足太陽膀胱経
太陽
厥陰
手厥陰心包経→手少陽三焦経
足厥陰肝経←足少陽胆経
少陽
陽

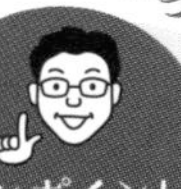

東洋医学が日本に根付くまで

東洋医学は6世紀のはじめの頃、日本に伝来しました。飛鳥時代のことです。僧や学者など中国からの渡来人によって伝えられたと考えられています。鎌倉時代には宋から、室町時代には明から、当時の最先端の東洋医学が伝えられました。やがて、日本人の体質や日本の風土に合わせて独自に発達していきます。

江戸時代の後半にはオランダ（阿蘭陀）医学が入ってきて「蘭方《らんぽう》」と称し、従来の中国伝来の医学を「漢方」と呼んで区別しました。

そして、明治時代になると日本の医学は西洋医学を標準とする法律が制定され、それまでの伝統的医学を東洋医学と呼ぶようになったのです。漢方医は医師を名乗れなくなり、東洋医学は衰退の道をたどりました。しかし西洋医学一辺倒に対して警告を発する医師もいて、西洋医学の医師の資格を取った後で東洋医学を学ぶ医師も現れるようになりました。

第二次世界大戦後から徐々に東洋医学は見直され、１９７６年には漢方薬が保険適用になり、２００１年には大学の医学部でのカリキュラムに和漢薬教育が入りました。２００８年には「漢方内科」「漢方婦人科」なども診療科として認められました。現在は西洋医学と東洋医学の長所を取り入れた統合医療の考え方が提唱されるようになってきています。

根本原因を突き止める東洋医学⑤ 脈診で異常を発見

どの経脈が滞っているのか、どの臓腑が弱っているのかを、どうやって突き止めるのでしょうか。東洋医学の診察法には「望診《ぼうしん》」「聞診《ぶんしん》」「問診《もんしん》」「切診《せっしん》」という四診があります。

- 望診　患者さんの顔色や舌の色、動作などを目で見る診察法です。
- 聞診　患者さんの呼吸音、話し方などを聞く診察法です。「聞」には「嗅ぐ」という意味もあり、口臭や体臭を嗅ぐ診察法も含まれます。
- 問診　患者さんが訴える主訴・病歴・生活状況を質問して情報を集める診察法です。
- 切診　患者さんの体に触れて行う診察法です。お腹に触れる「腹診《ふくしん》」と脈を診る「脈《みゃく》診《しん》」があります。

東洋医学では、四診と陰陽五行論を組み合わせて総合的に判断します。この一連の診断法を「証《あかし》を立てる」と表現します。

日本では四診の中で切診が重要視されてきました。私は父が脈診を行っていたので、脈診の技術を重点的に学びました。

脈診とは、脈の速さや強弱などを診て異常を見つける診断法です。西洋医学で脈を診るのは脈拍数を数えるだけですが、東洋医学の脈診は脈の深さや滑らかさ、緊張度なども診ます。

脈診は手首や頸《くび》などで診ますが、私は手首で診る六部定位脈診を行っています。手首の橈骨《とうこつ》動脈拍動部にある寸、関、尺と呼ばれる所に人差し指、中指、薬指を当てます（次ページ図参照）。左右の手首6か所に五臓六腑（経脈）が配当されています。1か所に指を沈めて診て、次に指を浮かせて診ることで2つの臓腑（経脈）を見分けます。例えば左手の寸は指を沈めて心（臓）を診て、指を浮かせて小腸（腑）を診ます。左右6か所、計12か所を診て（次ページ図参照）、どの臓腑に異常があるのかを突き止めます。

同じ不眠という症状でも、どの臓腑が弱っているのかで施術法や取穴《しゅけつ》するツボが違ってきます。同じ症状でも患者さんによって根本原因が違うということです。

また、東洋医学には「陰主陽従《いんしゅようじゅう》」という法則があります。陰が主で、陽はそれに従う。つまり、陰（臓）が根本原因であり、陰を治せば陽（腑）も陰に従って治ると考えられています、したがって、私は10年ほど前から陰（臓）だけを診ています。

脈診は技術的に難しいと言われています。1～2年やって何となくわかるようになるの

六部定位脈診

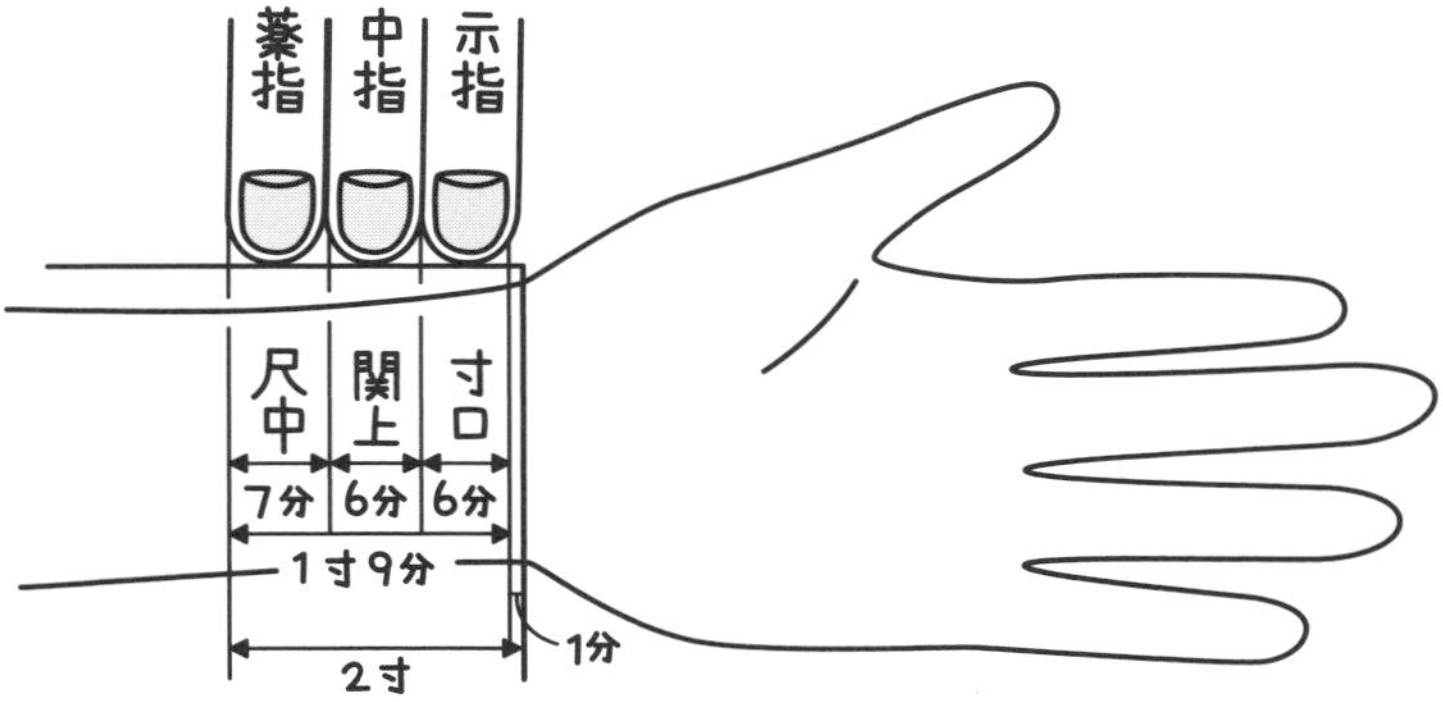

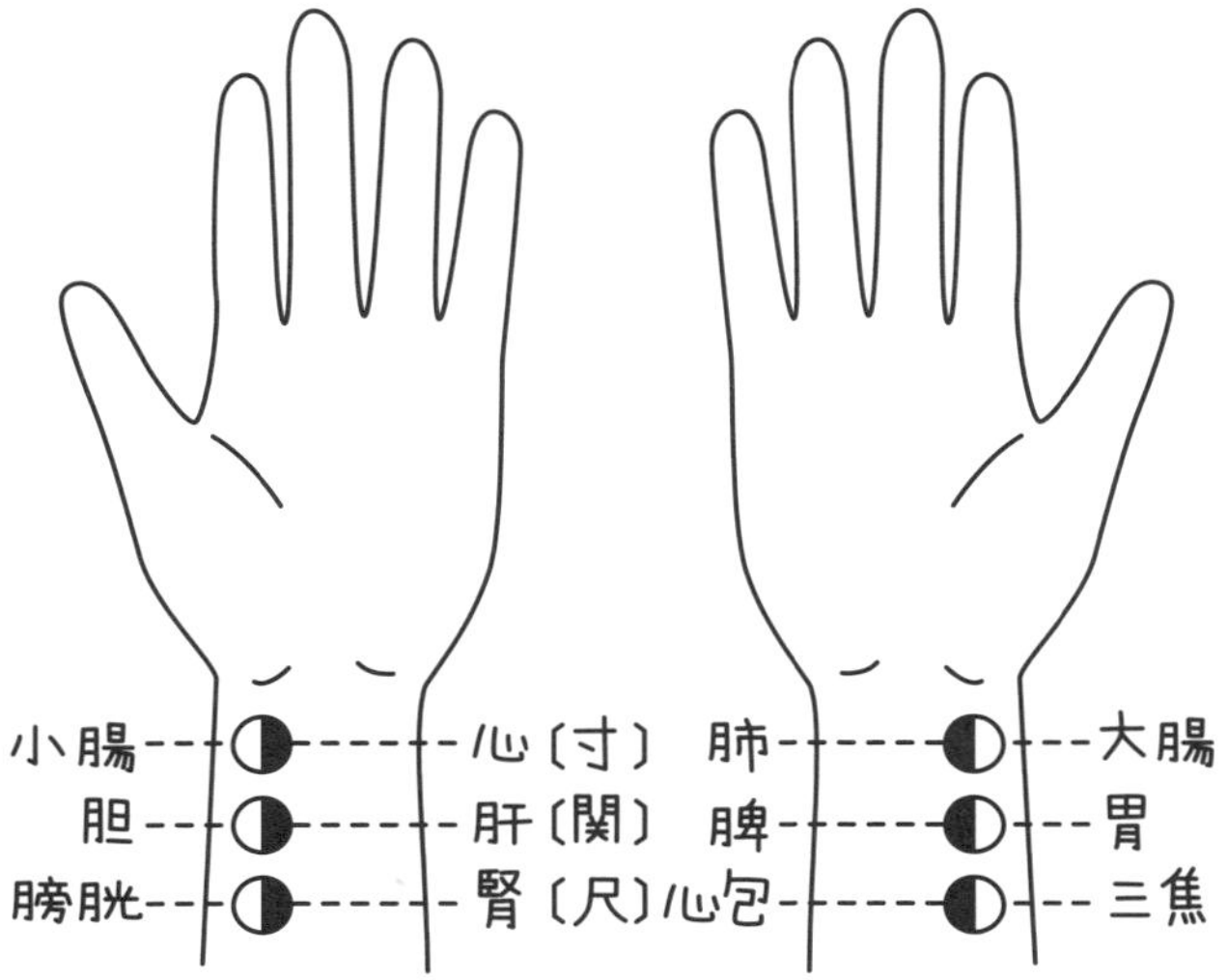

左手 経脈	部位			右手 経脈
手太陽小腸経	浮	寸	浮	手陽明大腸経
手少陰心経	沈		沈	手太陰肺経
足少陽胆経	浮	関	浮	足陽明胃経
足厥陰肝経	沈		沈	足太陰脾経
足太陽膀胱経	浮	尺	浮	手少陽三焦経
足少陰腎経	沈		沈	手厥陰心包経

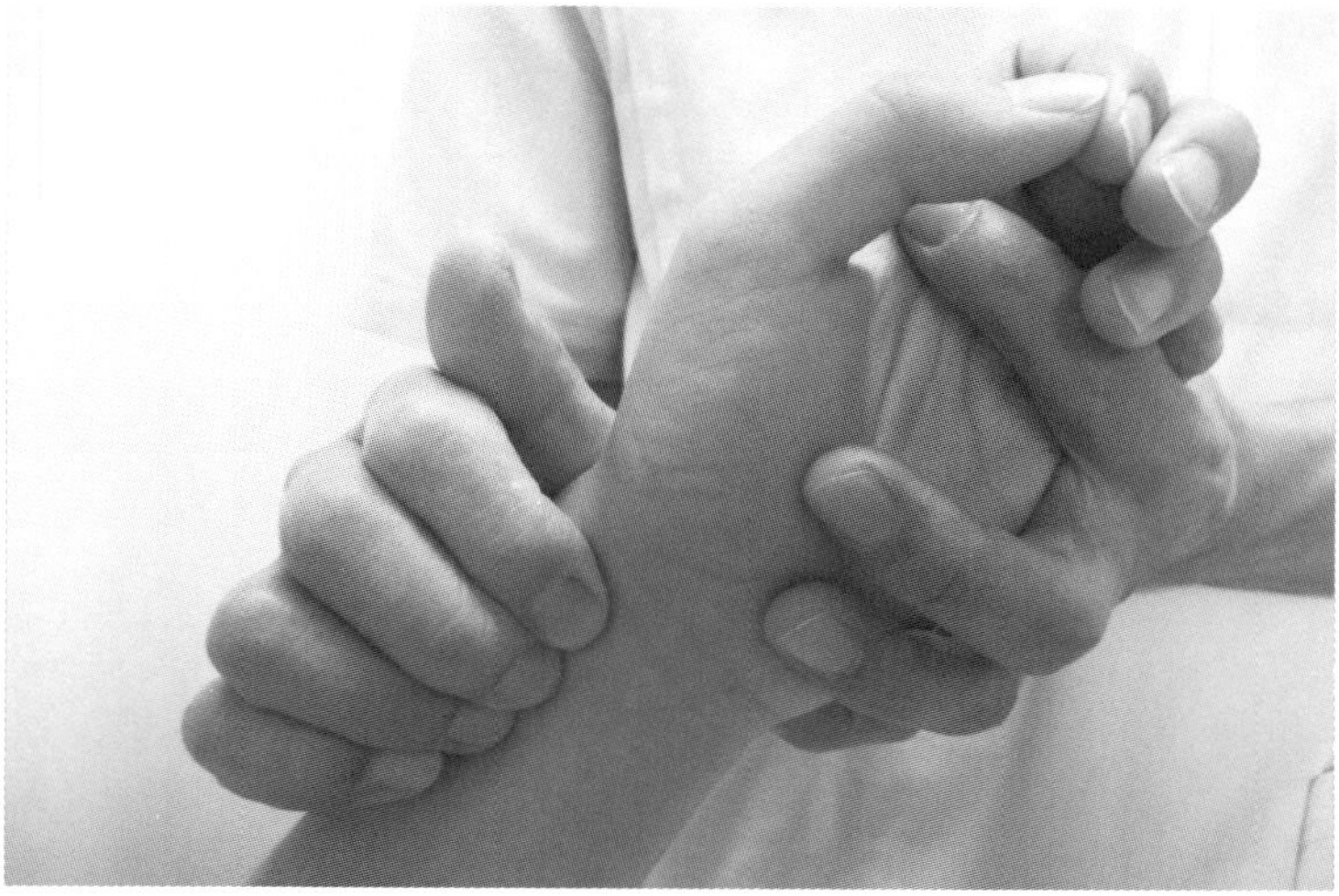

脈診

ですが、しっかりと診断できるようになるには10年くらいかかります。その間に諦める人も少なくありません。しかし、熟練してくると短時間に診断ができるようになり、効果もおもしろいようにわかってきます。

実際の施術①
不定愁訴の女性Aさんへのけいらく治療（診断から施術結果まで）

では、ここで実際のけいらく治療を流れに沿って説明しましょう。
50歳の女性Aさんが冷え症や頭痛、首肩こりなどの不定愁訴で来院されました。

1 診断する

両手首の脈診を行い、左右の寸関尺6か所の中で最も虚している（弱っている）臓が証（原因）となり、施術の対象になります。Aさんは左手の関の脈が、他の脈に比べ明らかに細くて硬く緊張していたので、肝虚証と診断しました。

2　経穴（ツボ）を取穴し、施術する

けいらく治療のバイブルと言われている『難経《なんぎょう》』に、「虚すればその母を補う」という言葉があります。これは五行論の相生関係（母子関係）を基にしています。ある臓が弱っているときは、その臓のお母さんに当たる臓を元気にすれば、子どもの臓も滋養され元気になるという意味です。肝の母は腎になります。

肝虚証のAさんの場合、肝を補うと同時に腎も補います。

まず肝を補うには、肝経の合水穴曲泉というツボに鍼で施術します。さらに、肝の母である腎経の合水穴陰谷というツボに施術することで、より肝を補うことになります。

この二穴が本治法《ほんちほう》（根本療法）ですが、さらに標治法《ひょうちほう》（対症療法）として、気が入るツボである肝兪《かんゆ》や腎兪《じんゆ》に施術。また、気が集まるツボである期門《きもん》、京門《けいもん》にも施術します。

本治法が最も重要で根幹の治療になります。標治法は枝葉の療法で補足的治療です。

使用する鍼は、私は本治法には鍉鍼《ていしん》を使います。鍉鍼とは、先端が丸くなっていて刺さずに、ツボを押圧する鍼です。中国の古代九鍼の中にも入っている伝統的な鍼の一つです。そして、標治法には毫鍼《ごうしん》を使います。

本治法のとき、取穴するツボを患者さんの脈の変化を診ながら確認します。ツボも生きていますから、患者さんによって、また、同じ患者さんでもその日によってツボの位置は

微妙に異なります。ですから、直に触れて確認しなければいけません。そして、治療効果を最大限に引き出すためには、1㎜の狂いもなく鍼を刺す技術が必要になります。

また、鍼を刺して抜くときに、鍼先とツボの間に隙間ができると気が漏れてしまいます。気が漏れれば患者さんの元気が失われるので、私は隙間ができないよう押手（鍼を保持する左手）に細心の注意を払っています。

3　施術効果を確認する

治療後は左手の関（肝）の脈が強まり、五行（木火土金水）全体のバランスが整い、全身の気血の流れが良くなりました。その結果、自律神経のバランスが整って、不定愁訴が改善。免疫力も向上します。

実際の施術②　最新の治療機器を併用

脈診で診断し鍼治療で全身のバランスを整えるけいらく治療が基本ですが、さらに効果を上げるために最新の治療機器を併用しています。

使用した鍼

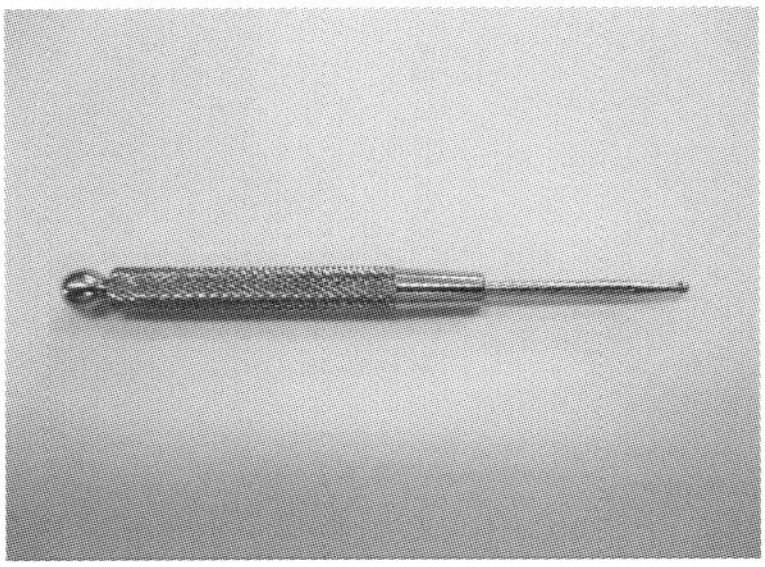

鍉鍼

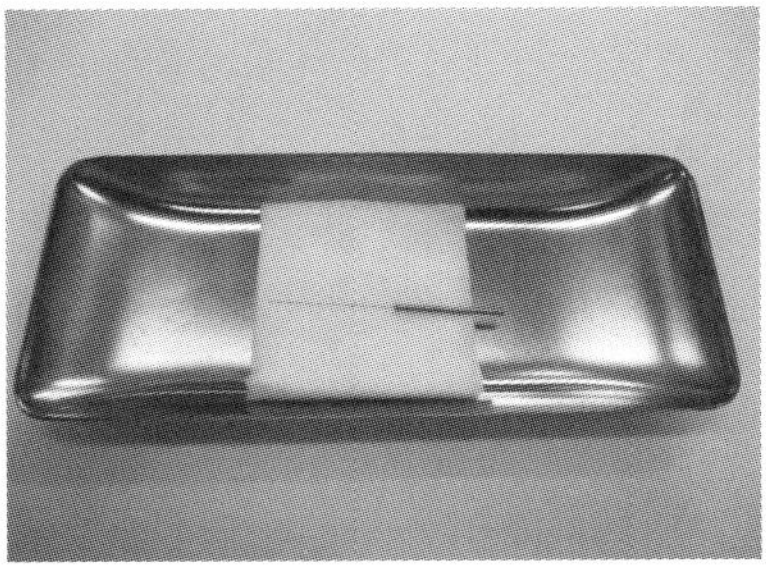

毫鍼 20mm10 号

鍼治療

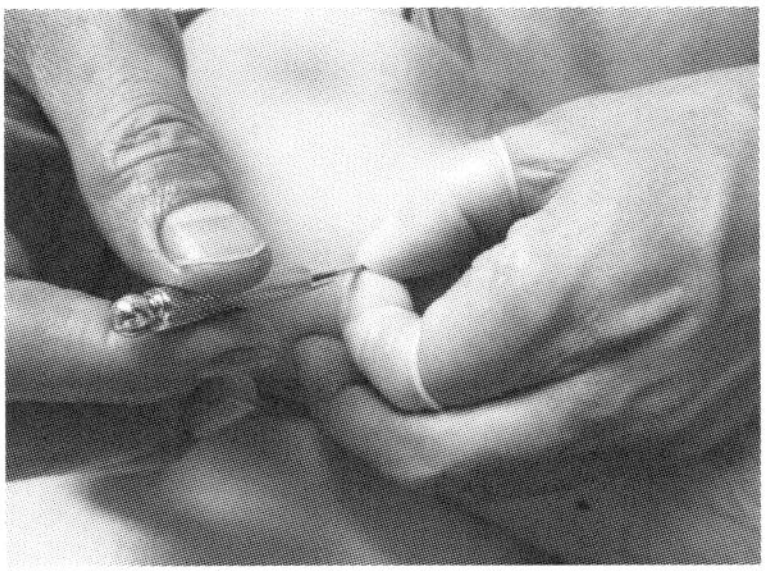

本治法（鍉鍼）

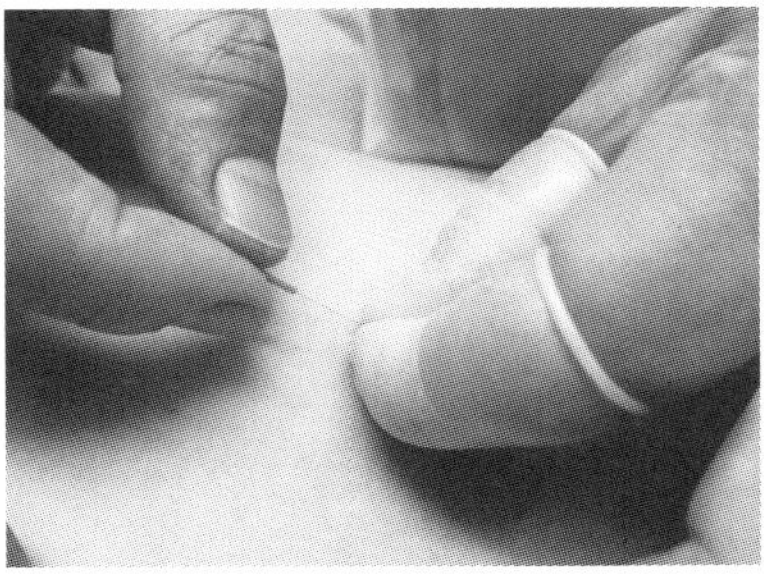

標治法（豪鍼 20mm10号）

・薬石浴ベッド

横たわるだけで、体を深部から温めて免疫力を高めることが期待できます。石英や緑泥石、角閃石など12種類の薬石を使用したベッドで、遠赤外線やマイナスイオン、ミネラルなどを放出。自律神経を整え、自然治癒力を引き出します。

・ソーマダイン

特殊な微弱電流により脳をリラックスさせて血流を改善し、自律神経を調整します。さらに、傷ついた細胞の修復を助けるとともに、鎮痛効果も期待できます。

・レメシス

脳を活性化し自然治癒力を高める「熱電半導体素子」温熱治療器です。神経伝達を改善することで、ホメオスタシス（生体恒常性）のバランスを整えます。

・スーパーライザー

近赤外線による光線療法で痛みや神経の緊張を緩和します。星状神経節に照射することにより、自律神経失調症や更年期障害にも効果があります。

実際の施術③　施術効果を科学的に検証

プロローグで述べましたが、東洋医学の治療の効果は、西洋医学の血液検査のように数値で見ることができません。施術後に患者さんに「どうですか」と聞いても、「ラクになったような気がする」「前よりはいいみたい」など、あいまいで主観的な感想が返ってくるだけです。そのときに、もしも客観的なデータがあれば患者さんも納得し、さらに効果が高まるだろうと思っていました。

そのようなデータが取れそうな測定器として、以前から両手10本の指先に電極をつけて血流量を測る機械などがありましたが、測定するのにかなり時間と手間がかかり、結果も患者さんが見てすぐに理解できるものではなかったのです。何かもっと簡単でわかりやすい測定器はないかとアンテナを伸ばして探し続けた結果、5年ほど前に「ＴＡＳ９ＶＩＥＷ」（株式会社ＹＫＣ）という自律神経のバランス分析や血液循環の分析ができる測定器と出合いました。

自律神経のバランス分析は、心拍変動を時間と周波数で分析します。交感神経と副交感神経のバランスや精神的ストレス、肉体的疲労度などがわかります。

血管老化度と自律神経バランス分析

Pulse Analyzer Plus View　**TAS9 VIEW（タスナインビュー）**

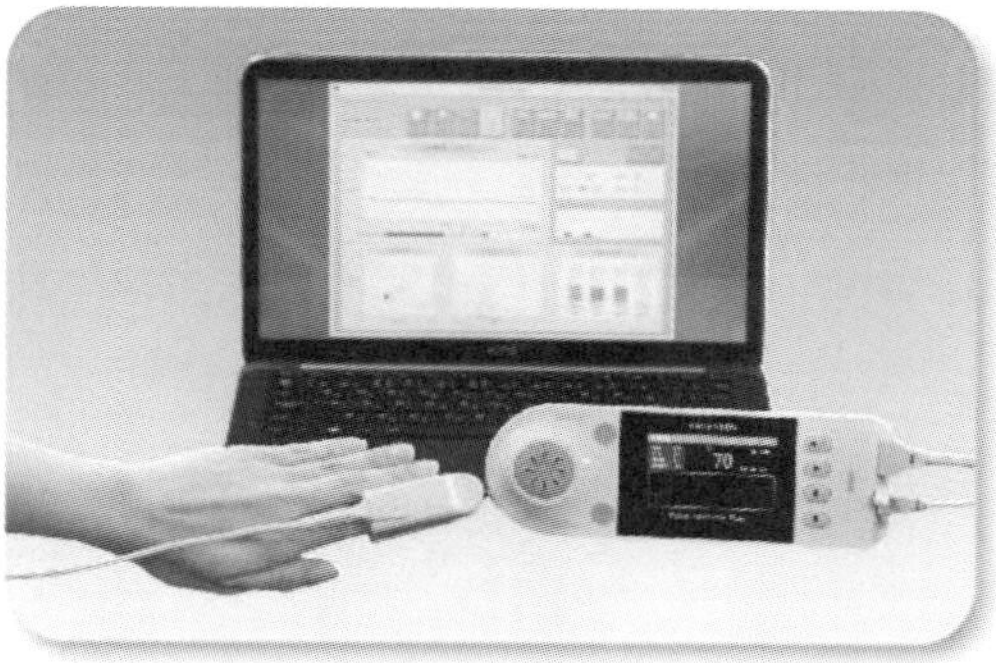

測定器／自律神経バランス・加速度脈波測定器 TAS9 VIEW
（株式会社 YKC 開発）

末梢血液循環分析は、指先の細動脈の容積変化を分析。血管推定年齢や末梢血管の健康度などを表示します。

最初に自分で測定してみました。人差し指にセンサーをつけるだけで、血管推定年齢や肉体的疲労度、自律神経のバランスなどが、たった3分で測定できました。結果はパソコンの画面に出て一目瞭然です。私は「これだ！」と確信し、すぐに導入を決めました。

そのとき、私は実験をしてみました。「TAS9VIEW」の使い方を説明しに来られた営業の男性Bさんを患者さんと見立てて、私がけいらく治療をしてその前後に測定してみました。すると、自律神経全体の活性度が大きく上昇し、肉体的疲労度も回復。血管推定年齢も若返っていました。営業で多くの病院や治療院を回っているBさんですが、「施術してすぐに、こんなに結果が出るなんてすごいです！　先生のやっていることに間違いはないです」と驚いていました。

余談ですが、Bさんの話を聞いた株式会社YKCの社長さんが当院を訪ねてこられました。自律神経についていろいろお話をしたところ、その会社が主催する「自律神経セミナー」の講師に依頼されました。当日は医師や薬剤師、治療家の先生方など200人くらいが集まり、とても緊張しながら講演させていただきました。

読者の皆さんにも「TAS9VIEW」の測定結果が一目瞭然であることをご理解いただくために、測定結果の画面を説明しようと思います。61ページで取り上げた不定愁訴のAさんのものを紹介します。

Aさんの「TAS9VIEW」測定結果

血管推定年齢58歳↓49歳

末梢血管健康度47点↓73点

自律神経活動度20↓46

肉体的疲労度73↓63

末梢血液循環分析

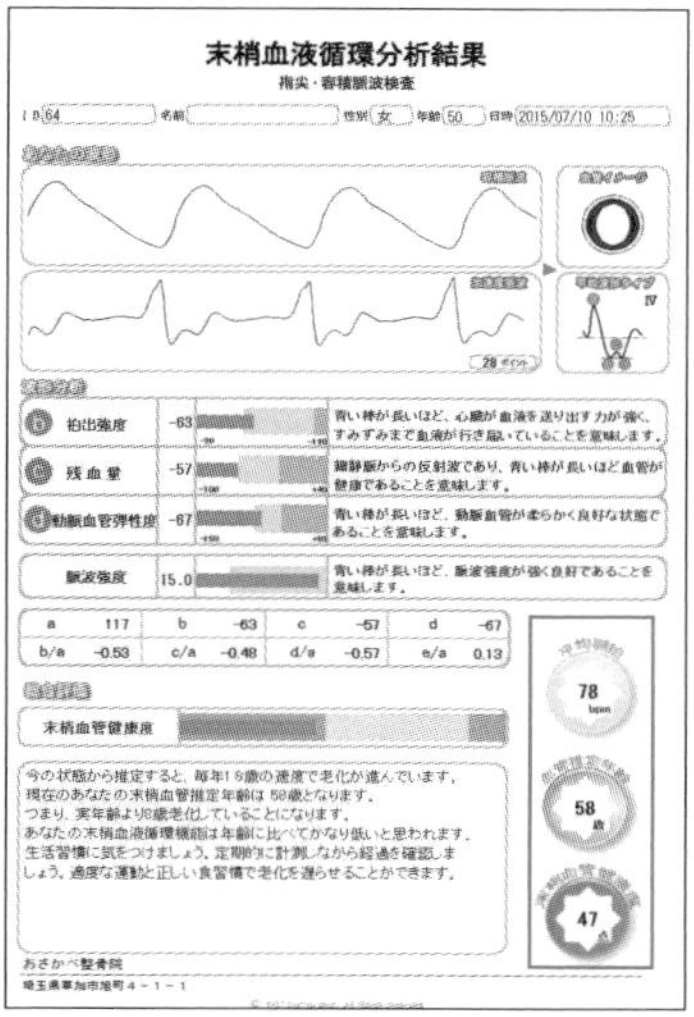

末梢血液循環分析結果
指尖・容積脈波検査

ＩＤ 64　名前　性別 女　年齢 50　日時 2015/07/10 10:25

28 ポイント　Ⅳ

拍出強度	-63	青い棒が長いほど、心臓が血液を送り出す力が強く、すみずみまで血液が行き届いていることを意味します。
残血量	-57	細静脈からの反射波であり、青い棒が長いほど血管が健康であることを意味します。
動脈血管弾性度	-67	青い棒が長いほど、動脈血管が柔らかく良好な状態であることを意味します。
脈波強度	15.0	青い棒が長いほど、脈波強度が強く良好であることを意味します。

a	117	b	-63	c	-57	d	-67
b/a	-0.53	c/a	-0.48	d/a	-0.57	e/a	0.13

末梢血管健康度

今の状態から推定すると、毎年1.6歳の速度で老化が進んでいます。

現在のあなたの末梢血管推定年齢は 58歳となります。

つまり、実年齢より8歳老化していることになります。

あなたの末梢血液循環機能は年齢に比べてかなり低いと思われます。

生活習慣に気をつけましょう。定期的に計測しながら経過を確認しましょう。適度な運動と正しい食習慣で老化を遅らせることができます。

平均脈拍 78 bpm　58 歳　47 点

おさかべ整骨院
埼玉県草加市旭町４－１－１

治療前

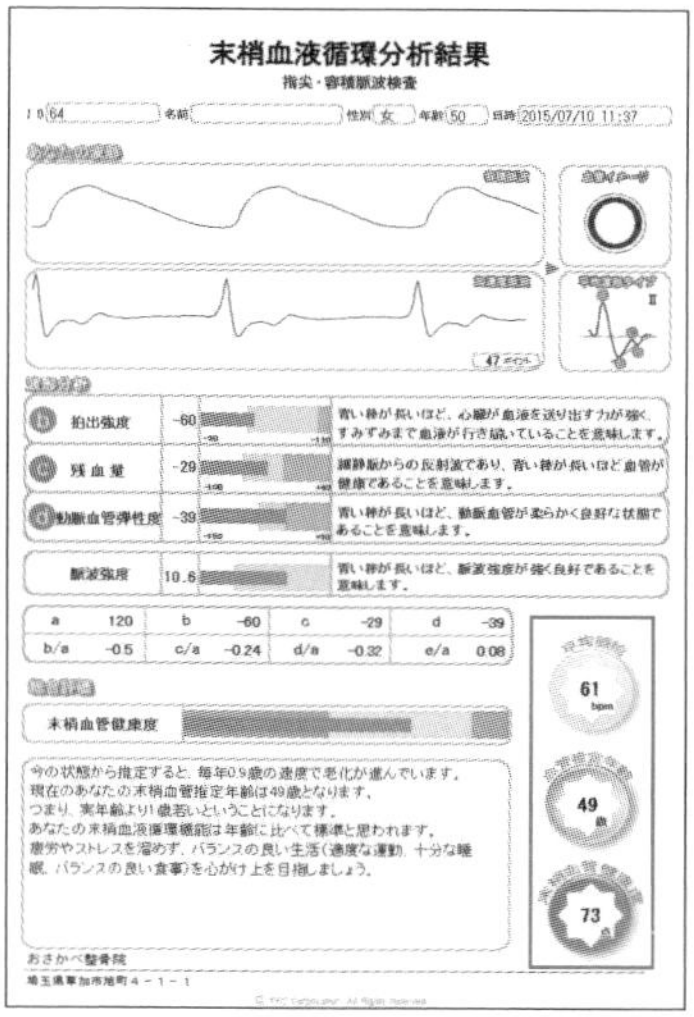

末梢血液循環分析結果
指尖・容積脈波検査

ＩＤ 64　名前　性別 女　年齢 50　日時 2015/07/10 11:37

47 ポイント　Ⅱ

拍出強度	-60	青い棒が長いほど、心臓が血液を送り出す力が強く、すみずみまで血液が行き届いていることを意味します。
残血量	-29	細静脈からの反射波であり、青い棒が長いほど血管が健康であることを意味します。
動脈血管弾性度	-39	青い棒が長いほど、動脈血管が柔らかく良好な状態であることを意味します。
脈波強度	10.6	青い棒が長いほど、脈波強度が強く良好であることを意味します。

a	120	b	-60	c	-29	d	-39
b/a	-0.5	c/a	-0.24	d/a	-0.32	e/a	0.08

末梢血管健康度

今の状態から推定すると、毎年0.9歳の速度で老化が進んでいます。

現在のあなたの末梢血管推定年齢は49歳となります。

つまり、実年齢より1歳若いということになります。

あなたの末梢血液循環機能は年齢に比べて標準と思われます。

疲労やストレスを溜めず、バランスの良い生活（適度な運動、十分な睡眠、バランスの良い食事）を心がけ上を目指しましょう。

61 bpm　49 歳　73 点

おさかべ整骨院
埼玉県草加市旭町４－１－１

治療後

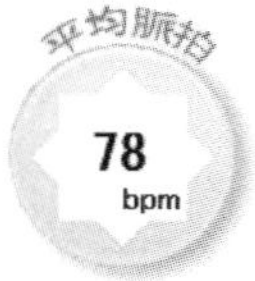

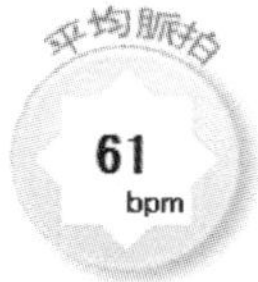

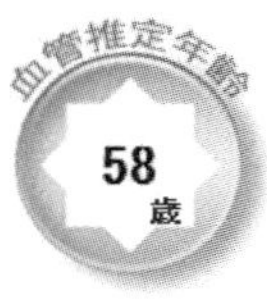

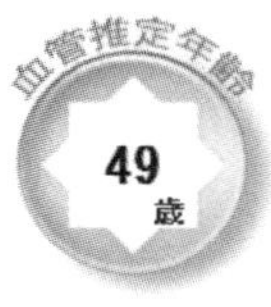

自律神経バランス分析

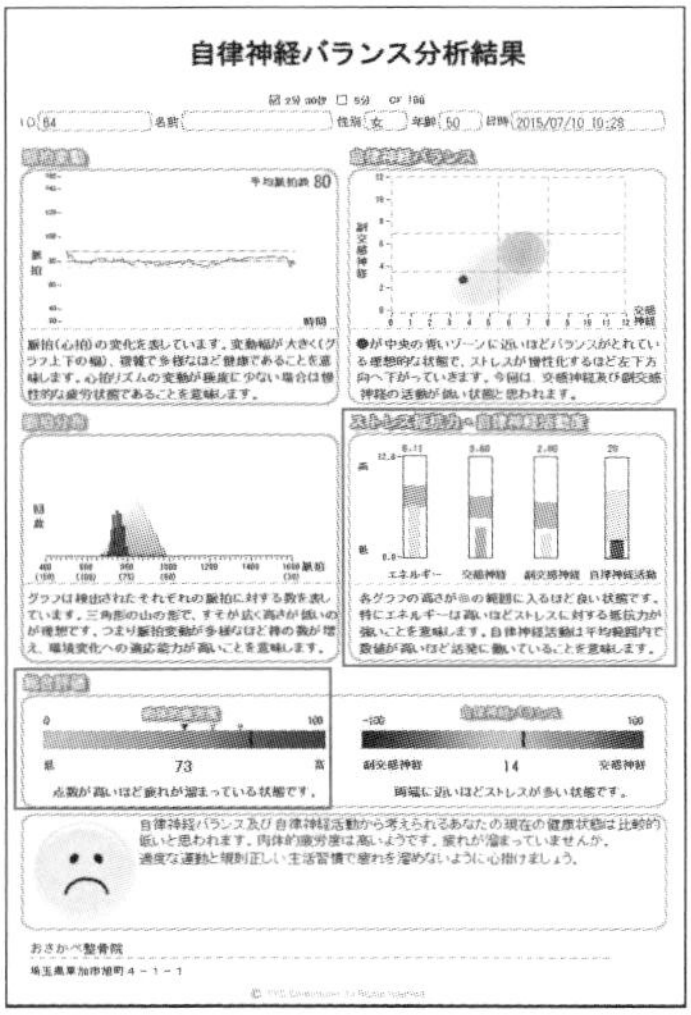

治療前

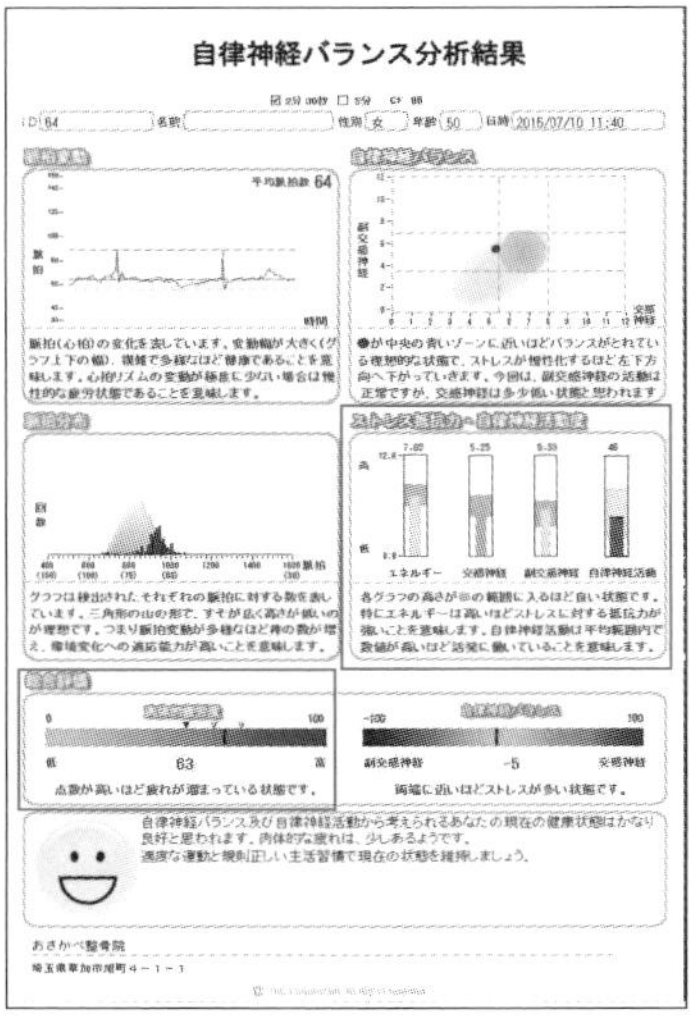

治療後

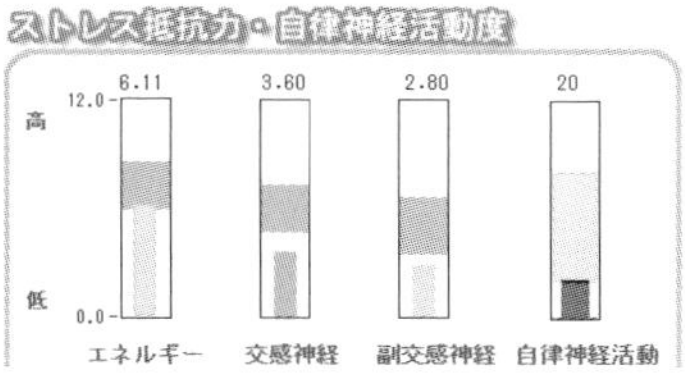

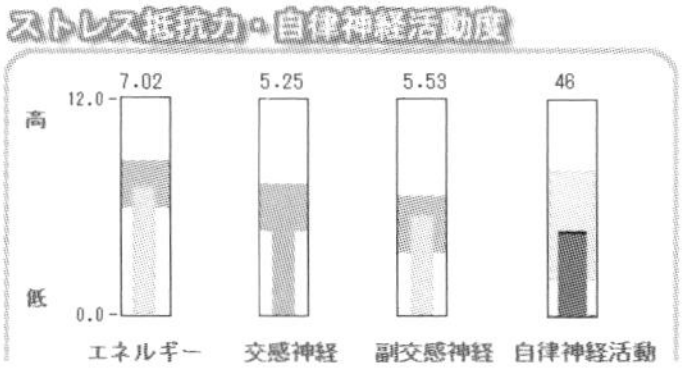

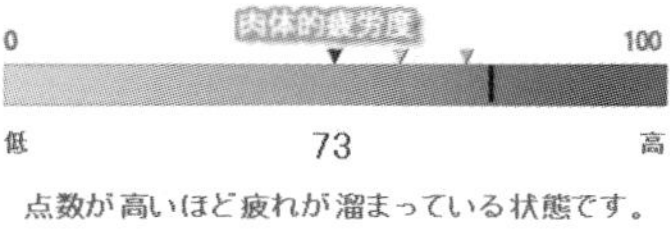

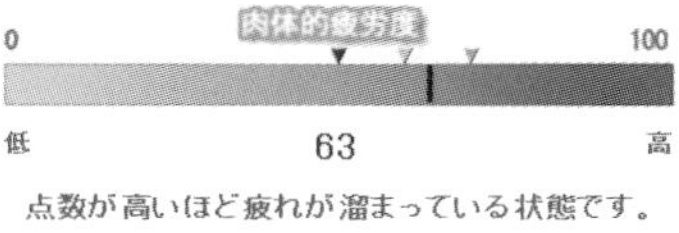

患者さんからも施術前後の測定結果を見て次のような声をいただいています。

「おもしろいですね。こんなに良くなるんだ」（58歳、女性）

「すごい、こんなふうにわかるんだ。治療する意味が納得できますね」（74歳、女性）

「本当に自律神経のレベルが上昇し、治療の効果が目に見えてビックリです」（36歳、男性）

「TAS9VIEW」の測定結果は多くの患者さんを納得させ、喜んでもらっています。

しかし、患者さん以上に喜んでいるのは私です。父が一生を懸けてやってきたけいらく治療を受け継いだのですが、その施術法が間違っていないと証明できることが何よりうれしかったのです。そして、改めて3000年の歴史のある東洋医学の凄さを実感しました。

けいらく治療と免疫力①　免疫力とは

けいらく治療は免疫力を高めます。2020年に新型コロナウイルスが世界的に感染拡大し、治療薬やワクチンがないため最終的には自分の免疫力を上げることが最善策だとされました。

　では、そもそも免疫力とはどんなものなのでしょうか。

　免疫力とは、読んで字のごとく「病気（疫）を免れる力」のことです。病原菌などから体を守るために、体に備わっている防御システムを指します。体内に入ってきた自分以外のものを異物とみなして、攻撃して排除します。免疫力が低下すると病気にかかりやすくなり、免疫力が高ければ、感染症にかかっても軽くすませることができるのです。

　免疫システムには「自然免疫」と「獲得免疫」という2段階があります。

　自然免疫はもともと体に備わっているもので、侵入してきた異物を食べて分解（貪食《どんしょく》）したり、細菌やウイルスに感染した細胞を攻撃したりします。

　獲得免疫は、一度侵入してきた異物を記憶し、再び同じ異物が侵入してくると、すぐに反応して攻撃したり、その異物（抗原）に対して抗体を作ったりします。

　自然免疫や獲得免疫を担っているのが白血球です。白血球には好中球（顆粒球）、リンパ球、マクロファージ（単球）など免疫に関わる細胞が存在しています。それぞれの役割は次の通りです。
・好中球　体内に侵入してきた細菌などを飲み込んで殺菌します。
・リンパ球　細菌よりも小さなウイルスなどを攻撃し、体内の不要な物質を排除するほか

免疫のしくみ

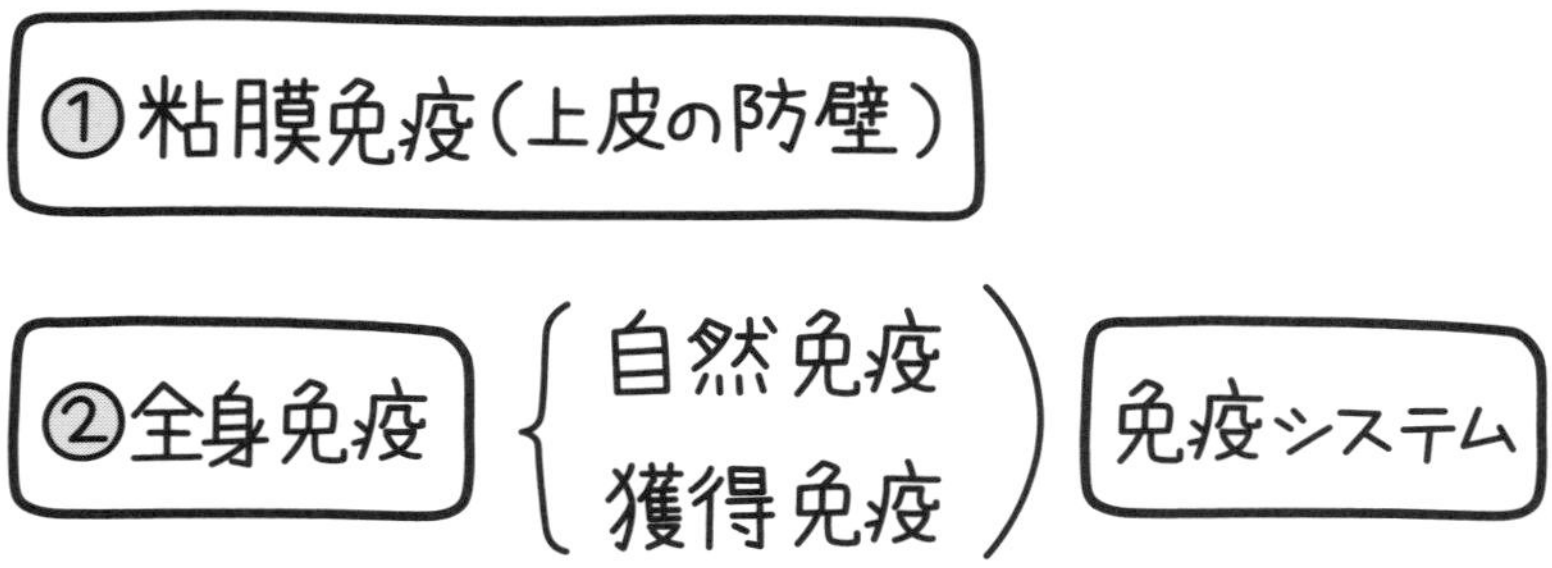

病原体など異物を抗原と認識して抗体を作ります。

・マクロファージ　好中球よりも大きな細菌を飲み込むほか体内の老廃物を除去。好中球やリンパ球に「敵が来たから、やっつけろ」という指示も出します。

けいらく治療と免疫力②
自律神経が白血球の免疫システムをコントロール！

免疫学が専門の故・安保徹新潟大学大学院医歯学総合研究所名誉教授の研究によると、白血球内の免疫細胞の存在割合が免疫力に影響するということです。

・好中球　54～60％
・リンパ球　35～41％
・マクロファージ　5％

このような割合であれば免疫システムが安定して効率的に働きますが、自律神経が乱れると割合が変化して免疫力が低下し、病気にかかりやすくなります。言い換えると、自律神経が白血球を支配し免疫力をコントロールしているということです。

交感神経が優位になり過ぎると好中球が増えます。交感神経優位の戦闘モードのときは、体に傷がつきやすく細菌やウイルスの侵入が多くなる可能性が高いので、好中球を増やしているのでしょう。しかし、増え過ぎた好中球は正常な細胞まで攻撃し始めます。そして好中球が役目を終えて死ぬときに組織を破壊する活性酸素を発生させるので、その大量の活性酸素によって組織の修復が追いつかなくなり、胃潰瘍や糖尿病、がんなどにかかりやすくなってしまいます。

逆に、副交感神経が優位になり過ぎると、リンパ球が増えてしまいます。体が休息しているときは、体内の不要なものを掃除するリンパ球が増えるのですが、増え過ぎると過剰なアレルギー反応が起きてしまいます。花粉やホコリなど通常なら外敵とみなさないものに反応して、花粉症やアトピー性皮膚炎、ぜんそくなどを発症します。また、疲れがたまりやすく意欲が低下するのでうつ病になりやすくなります。

けいらく治療と免疫力③
交感神経と副交感神経のバランスを整えて免疫力アップ

免疫力を高めるには、交感神経と副交感神経のバランスを整え、好中球またはリンパ球が増え過ぎないようにすることが重要です。けいらく治療は交感神経と副交感神経のバランスを整えることができます。

交感神経と副交感神経のバランスを整えて自律神経の乱れを正すことで、気血の流れが良くなり、内臓の働きが活性化し、自然治癒力が上がります。同時に免疫力も高まり、感染症にかかりにくくなります。つまり、交感神経と副交感神経のバランスが整った状態が、その人の体が持っている最強の状態だと言えるでしょう。

２０２０年に新型コロナウイルスの感染拡大が世界中で起きましたが、21世紀に入って20年の間にＳＡＲＳ（重症急性呼吸器症候群）や鳥インフルエンザ、ジカ熱、ＭＥＲＳ（中東呼吸器症候群）と数年ごとに新型感染症が世界的に流行してきました。グローバル化の時代に、新型コロナウイルスのような未知のウイルスによるパンデミックが近い将来また起きるだろうことは容易に想像できます。

新しいウイルスに対しては治療薬や予防薬であるワクチンの開発には時間がかかり、さらに副作用など安全性の確認にも時間が必要です。また、治療薬やワクチンが開発されても、変異型ウイルスが出現する恐れもあります。治療薬やワクチンに頼る前に私たちができることは、免疫力をアップしてウイルスに侵されにくい体をつくることなのではないでしょうか。普段からけいらく治療を受けることで免疫力が向上し、未病にもならない健康な体を維持できることを知っていただければと思います。

第3章

けいらく治療で
ここまで改善！

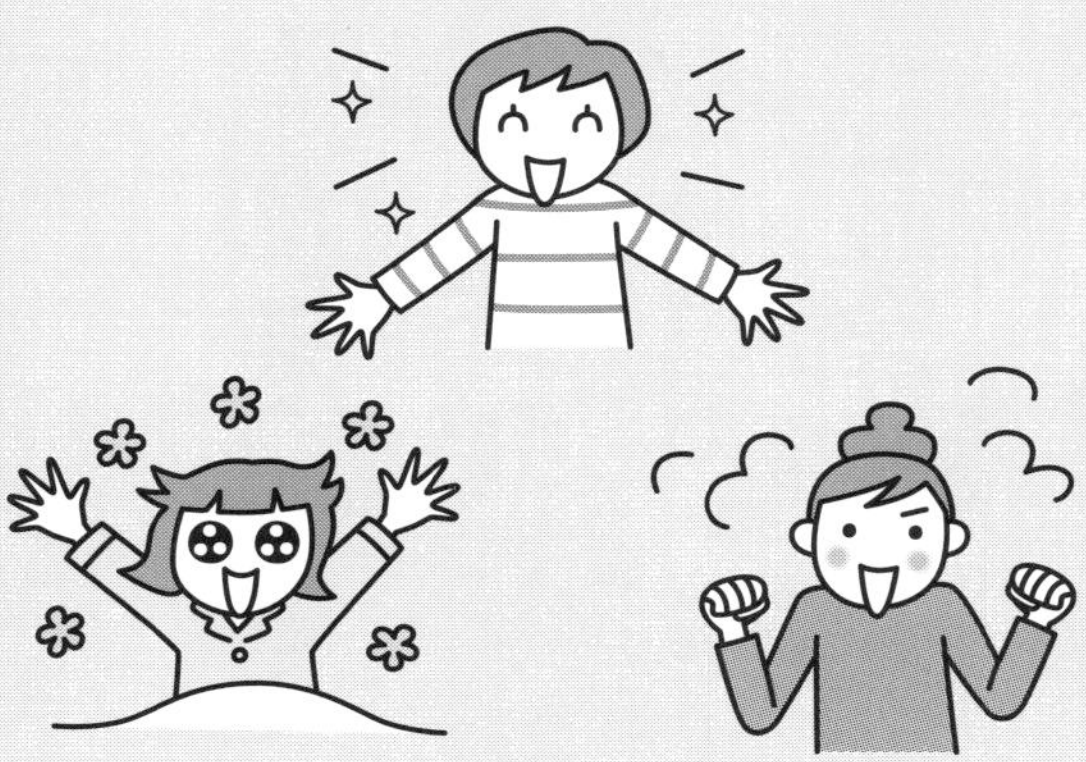

不定愁訴に悩まされ病院に行っても改善しない患者さんが、口コミやホームページ、私が紹介された週刊誌の記事などを見て来院されます。さまざまな症状に苦しみ、「薬では治らない」「このまま治らないかも」と不安になりながら、ワラをもつかむ思いで私の治療院の扉を開けて入って来るのです。

最初は心配そうな表情を浮かべている患者さんですが、第2章で説明したけいらく治療を施術すると症状が和らぎます。「TAS9VIEW」で施術効果が科学的に明らかになると、皆さん安心されて笑顔になって帰っていかれます。私が一番うれしい瞬間です。

本章ではさまざまな症状の患者さんが、けいらく治療で改善した例を紹介します。

冷え症　サーモグラフィで心臓しか映らないほどの冷え症が改善

H・Kさん（50歳・女性・会社員）

Kさんは子どもの頃から大変な冷え症で、真夏でもプールに入るとブルブル震えて、唇や手足が紫色になってしまい、体が動けなくなったそうです。冬になると体温が下がり過ぎ（35度前後）て、起き上がれず「冬眠したい」と言うほどでした。しもやけが手指や足指、耳たぶなどにたくさんできていました。胃腸の具合も悪く、毎日3回は下痢をしていました。ひどくなると1日10回くらいトイレに駆け込むこともあり、そんな日が月に3日ほどあったそうです。

Kさんの冷え症がいかにひどかったかは、サーモグラフィでも証明されています。25年ほど前、NHKの「健康家族」という番組の冷え症特集に応募して出演したとき、サーモグラフィで調べたところ、心臓とその周辺以外は体温が低過ぎて映らなかったそうです。

そのほか、Kさんは原因不明の低血圧（上が88、下が58）にも悩まされ、月に1回以上血の気がひいて失神を起こしていました。また不眠や頭痛にも襲われていたといいます。しかし、病院に行って血液検査をしても、CTやMRI、レントゲンなどを撮っても、どこにも異常はありません。23歳のときに下血して大学病院に行くと、薬を処方されましたがKさんには合わず、副作用で10kgも痩せてしまったとか。その後、漢方薬を処方するクリニックを紹介されて、20～30種類の煎じ薬を飲んで、ようやく改善の兆しが見えてきました。ところが、そのクリニックの医師が関西に移住することになり、「あなたには、脈診をやっている治療院が良いですよ」とアドバイスされ、ネットで探して私の治療院に来院されたのです。今から7年前のことでした。

初診時にKさんの脈を診ようとして焦りました。脈が触れないのです。聞けば病院の医師も脈が取れなくて困っていたとか。Kさんは血流が悪過ぎて血管がかなり奥に沈んでしまっていました。

しかし、私の場合は脈を診なければ何も始まりません。右手の脈はわずかですが触れることができました。そして、左手はまったく触れないので、かすかに感じる体表の気の流れを察知することで診断しました。35年の治療家人生で、脈診が最も難しかった患者さんと言ってよいでしょう。

Kさんは現在も週1回通院されています。毎回、けいらく治療を行って気血の流れを改善します。そのほか薬石浴ベッドとレメシスでさらに自律神経を整え、不眠や胃腸の不調などに対応しています。

現在ではしもやけはほとんどできず、毎月のように失神を起こしていたのが年1回程度になり、頭痛薬を飲む回数も激減。胃腸の具合も、以前は常に不調だったので正常な状態というものがわからなかったそうですが、今は調子の良い日が増えたため、反対に具合が悪い日が気付けるようになったといいます。不眠もなくなり、しっかり眠れているようです。

Kさんは当初は不安な面持ちで会話も弾みませんでしたが、施術を重ねるごとに手応えを感じて安心感を持たれたのか、ご自分からいろいろと話してくださるようになりました。信頼関係を築けたことで、さらに施術の効果が上がったのではないかと思います。

◉H・Kさんの「TAS9VIEW」測定結果

	施術前		施術後
血管推定年齢	57歳	⬇	49歳（若返り）
末梢血管健康度	53点	⬇	77点（血流改善）
平均脈拍数	毎分67回	⬇	毎分58回（リラックス効果）
自律神経バランス分析	交感神経、副交感神経共に下降	⬇	交感神経、副交感神経共に上昇

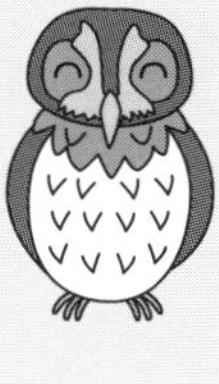

倦怠感　だるくて座っているのも辛かったのに、体が軽くなり笑顔に

J・Hさん（46歳・女性・会社員）

Hさんは、体が重だるくて、すぐに横になりたくなるそうです。辛くて長時間座っていられず困っていたときに、私が掲載されている週刊誌を見て予約の電話をしたとのこと。そう話すHさんは、体が重く感じているので動作がとてもゆっくりで、表情も疲れて暗い感じでした。仕事でストレスがかなりたまっているようでした。

週1回、けいらく治療で自律神経の調整をし、薬石浴ベッドで疲労回復を図り、レメシスで神経伝達の調整を行いました。1回の施術効果は4〜5日続き、徐々に症状の改善が見られ、1か月半ほどで倦怠感を感じることがなくなりました。

Hさんは施術後いつも「ウソのように体が軽くなった！」と喜んでいました。気血の流れが良くなると、体が軽いと感じるのです。電車を2回乗り換えて片道1時間半かけての通院でしたが、「往復3時間かけても、また来たいです」とおっしゃっていました。

私から見ても、施術後は表情が明るくなり、ドヨーンとしていた目に力が戻り、動作や足取りも軽やかになって、ハツラツと元気になって帰っていかれました。

◉J・Hさんの「TAS9VIEW」測定結果

施術前　**施術後**

血管推定年齢　50歳 ⬇ 44歳（若返り）

末梢血管健康度　61点 ⬇ 78点（血流改善）

平均脈拍数　毎分67回 ⬇ 毎分58回（リラックス効果）

自律神経バランス分析　交感神経、副交感神経共に下降 ⬇ 交感神経、副交感神経共に上昇

肉体的疲労度　68 ⬇ 59（疲労回復）

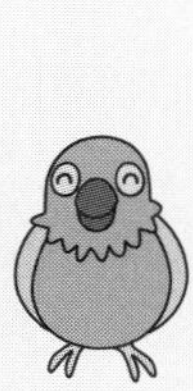

腰痛

整形外科で良くならなかった痛みが、1回の施術で2週間は痛みを感じないように

K・Tさん（36歳・女性・スポーツインストラクター）

Tさんは腰痛と坐骨神経痛に悩まされ、整形外科に半年通ったのですが、痛みやしびれは一向に改善されなかったそうです。スポーツインストラクターという体を使う仕事のため、何とかしなくてはと私の治療院のホームページを見て来院されました。

月に2〜3回、けいらく治療と薬石浴ベッドの施術を行いました。施術後は腰痛も坐骨神経痛も軽くなり、その効果が続くのは当初は2日ほどだったのですが、徐々に延びていき、半年後には2週間たっても痛みが出なくなるほど改善。仕事にも差しさわりがないようになりました。

Tさんに施術したのは3年前のことでしたが、最近、私の治療院に「スーパーライザー」という光線治療器を導入しました。近赤外線を高出力でツボに照射して血行を改善します。ペインクリニック（痛み治療専門のクリニック）などで使われている機器ですが、けいらく治療と併せて使用することで、痛みの軽減効果がぐんと上がります。Tさんにスーパーライザーも併用していたら、もっと早く効果が得られていたでしょう。

◉K・Tさんの「TAS9VIEW」測定結果

施術前　**施術後**

血管推定年齢　38歳 ⬇ 26歳（若返り）

末梢血管健康度　72点 ⬇ 95点（血流改善）

自律神経バランス分析　交感神経が上昇、副交感神経が下降 ⬇ 交感神経が下降、副交感神経が上昇

肉体的疲労度　68 ⬇ 48（疲労回復）

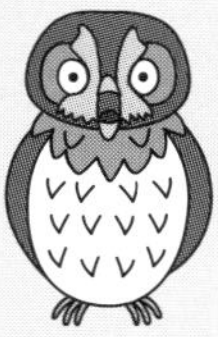

更年期障害

1回の施術で血流が大きく改善

M・Tさん（49歳・女性・会社員）

Tさんは動悸やホットフラッシュなどの更年期障害で、心療内科に通院して抗うつ剤を服用していました。なかなか症状が改善しないため、ネットを検索して来院されました。けいらく治療と薬石浴ベッドで自律神経の調整を図ったところ、リラックス効果が見られ、血流も大きく改善。本人も「体が軽くなった」と喜んでいました。たった1回の施術で、これほど血流が改善したのも珍しいです。

◉M・Tさんの「TAS9VIEW」測定結果

施術前　　　　　　　**施術後**

血管推定年齢　55歳　⬇　47歳（若返り）

末梢血管健康度　52点　⬇　75点（血流改善）

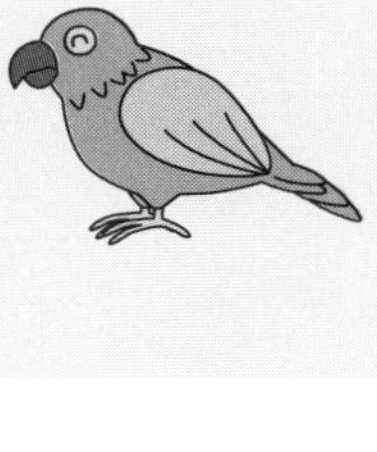

肩こり・腰痛

長距離トラックの運転で疲れた体がリフレッシュ！

K・Oさん（49歳・男性・会社員）

Oさんは家が近所で、4年前から月に1～2回来院されています。長距離トラックのドライバーなので、疲れたときに来院して体のメンテナンスをするという感じです。もともと持病もなく健康体なので、けいらく治療をするとすぐに疲労が回復して元気になって帰宅されます。

今回の来院では、いつもよりかなり疲れがたまっていて肩こりや腰痛が強いということでした。けいらく治療と薬石浴ベッドで疲労回復を図ったところ、肩も腰も筋肉がほぐれ「痛みがなくなった」と言って元気に帰られました。

◉K・Oさんの「TAS9VIEW」測定結果

施術前　**施術後**

血管推定年齢　55歳 ⬇ 48歳（若返り）

末梢血管健康度　49点 ⬇ 74点（血流改善）

自律神経バランス分析　交感神経、副交感神経共に下降 ⬇ 交感神経、副交感神経共に上昇

肉体的疲労度　77 ⬇ 58（疲労回復）

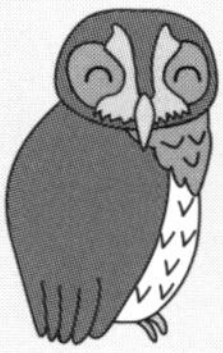

不眠・頭痛

病院に通院しても変わらなかった不定愁訴が、半年のけいらく治療で大きく改善

T・Yさん（58歳・男性・会社員）

Yさんは営業の仕事をされていて、仕事からくるストレスで不眠、頭痛、めまい、動悸、食欲減退などの不定愁訴に悩まされていました。病院に通院しても良くならず、ネットで当院のホームページを見て、来院されました。週1回、けいらく治療と薬石浴ベッドで自律神経の調整をし、微弱電流治療器「ソーマダイン」で脳波をリラックスする施術を行いました。施術開始してから数か月で症状が徐々に改善していき、半年後には大きく改善し

ました。不眠や頭痛、動悸、めまいなどがおさまりました。

◉T・Yさんの「TAS9VIEW」測定結果

	施術前		施術後
平均脈拍数	毎分94回	⬇	毎分78回（動悸が改善）
血管推定年齢	59歳	⬇	56歳（若返り）
末梢血管健康度	66点	⬇	77点（血流改善）
自律神経バランス分析	交感神経、副交感神経共に下降	⬇	交感神経、副交感神経共に上昇
肉体的疲労度	81	⬇	63（疲労回復）

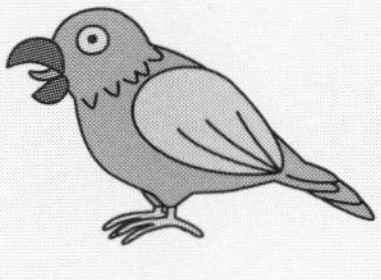

眼精疲労

パソコンでショボショボになった目や肩こりがスッキリ解消

T・Iさん（44歳・男性・会社員）

Iさんは一日中座ってパソコンに向かう仕事で、眼精疲労がひどく、右肩から右腕が重だるくなっていました。寝つきも悪く、夜中に何度も目が覚めてしまうそうです。

最近はリモートワークが広がり、一日中パソコンの前に座っている時間が増えて眼精疲労を訴える人が多くなっています。前かがみでパソコンやスマホを長時間見ていると、眼精疲労だけでなく首や肩がこってきて、やがて背中が痛くなり、腰痛も出るようになるなど、不調が全身に広がってしまいます。長時間座りっぱなしやパソコンの画面を見続けることを避け、トイレに立ったり、姿勢を正して伸びをしたりするなど、できるだけ体を動かして血行を良くすることをお勧めします。

こうした眼精疲労や肩こりなどは、血流を良くすることで改善します。Iさんの場合も、けいらく治療と薬石浴ベッドで血流が良くなり、「目の周囲がラクになった」「右肩が軽くなった」と喜んでいました。

◉T・Iさんの「TAS9VIEW」測定結果

施術前 **施術後**

平均脈拍数 毎分76回 ⬇ 毎分69回（リラックス効果）

血管推定年齢 52歳 ⬇ 45歳（若返り）

末梢血管健康度 50点 ⬇ 74点（血流改善）

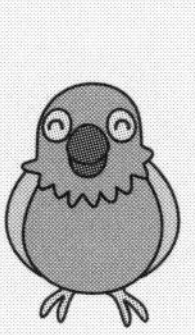

つわり

けいらく治療で血流が良くなり、1か月でつわりの症状が消失

M・Hさん（32歳・女性・主婦）

Hさんのご主人が交通事故のムチ打ち症治療で当院の施術を受けて改善したことがあり、Hさんがつわりで苦しんでいるのを見て、夫婦で来院されました。

Hさんは吐き気やだるさなどがあり、妊婦さんの大敵である冷え症でもありました。

けいらく治療と体を温める目的で薬石浴ベッドを併用。施術中に血流が良くなり、「体がポカポカしてきた」「赤ちゃんが動き出した！」と言います。お母さんの血行が悪く、体が冷えていると、赤ちゃんも動きが悪いのです。

週1回、1か月ほど施術を続けると、吐き気やだるさなどのつわりの症状はなくなり「ラクになった」と喜ばれました。元気な赤ちゃんを産むため、その後も月2〜3回来院されて施術を受けていらっしゃいます。

◉M・Hさんの「TAS9VIEW」測定結果

	施術前		施術後
平均脈拍数	毎分78回	➡	毎分64回（リラックス効果）
末梢血管健康度	69点	➡	73点（血流改善）

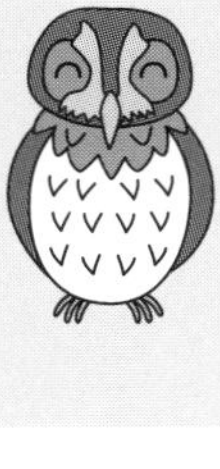

自律神経バランス分析　交感神経が上昇、副交感神経が下降 ⬇ 交感神経が下降、副交感神経が上昇

肉体的疲労度　75 ⬇ 60（疲労回復）

抗がん剤の副作用

たった1か月で肝機能が劇的に改善

Y・Iさん（62歳・女性・主婦）

Iさんは20年ほど私の治療院に通っている患者さんです。体調が悪くなると来院され、けいらく治療を受けていました。ところが、今から9年前に病院の検査で本態性血小板血症という病気であることがわかりました。

本態性血小板血症とは、血液中の血小板が異常に増えてしまう病気です。血小板は骨髄の造血幹細胞から作られますが、造血幹細胞に異常が生じて、必要以上の血小板ができてしまいます。血栓（血のかたまり）ができやすくなり、脳梗塞や心筋梗塞のリスクが高まるので、こうした合併症を発症させないために治療が必要になってきます。

Iさんの場合、抗がん剤を使って造血幹細胞の異常な増殖を抑えることになりました。2年半にわたって服用したのですが、副作用で肝機能障害が起きてしまったのです。また、白血球数もかなり減少してしまったため、病院では抗がん剤を中止して、血栓をできにく

くするアスピリン療法に切り替えました。

不安を感じたIさんは私の治療院に来院されました。抗がん剤の副作用で爪の色も変わっていました。私は1週間に2回、けいらく治療と薬石浴ベッドの施術を組み合わせました。すると、たった1か月で肝機能の数値が正常に戻ったのです！

数値を見たときは私も驚きました。アスピリンも副作用として当然、肝機能障害はあります。肝機能の数値が正常に戻ったのは、けいらく治療によって自然治癒力が高まり、肝臓の細胞がどんどん修復されていったものと考えられます。そして、さらにうれしいことに、血小板の数も大きく減ってきたのです。

◉Y・Iさんの血液検査結果

施術前（2013年10月30日）**施術後**（2013年12月17日）

AST（GOT）〈基準値10～40〉 95 ⬇ 31

ALT（GPT）〈基準値5～45〉 134 ⬇ 36

※AST、ALTは肝臓に含まれる酵素で、肝細胞が破壊されると血液中に漏れ、数値が高くなります。

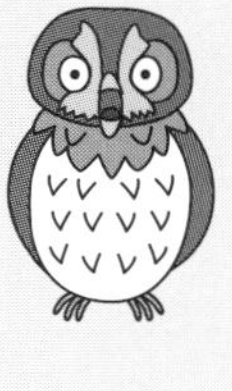

番外編　逆子や子どもの症状も改善！

逆子　妊娠36週で逆子がなおり、自然分娩で出産

M・Kさん（36歳・女性）

逆子の原因はよくわかっていませんが、東洋医学では冷え症が原因の一つと考えています。母体の血流が悪くて冷えていると、赤ちゃんは少しでも温かいほうに行こうとして心臓に向かうので、頭が上になってしまいます。

Kさんは妊娠34週で来院されました。逆子は36週を過ぎるとなおる可能性はかなり低くなります。来院後、約2週間で7回施術を行いました。

けいらく治療にプラスして逆子のツボに施術しました。逆子のツボは2か所あります。一つは「至陰」で足の小指の爪の生え際です。もう一つが「三陰交」で、足首の内くるぶしから指4本分上のところにあり、婦人科系のツボとして知られています。ただし、「三陰交」は妊娠初期には流産の恐れがあるので注意が必要です。

けいらく治療と逆子のツボへの施術で血行を良くして、赤ちゃんが動きやすく、回転しやすくして、逆子をなおすのです。

最終回の施術時には逆子がなおったかどうかわからなかったのですが、それから数か月後に無事出産を終えたKさんが赤ちゃんを抱えて挨拶に来てくれました。

「おかげさまで逆子がなおって自然分娩できました。ありがとうございました」と喜んでくれました。Kさんの幸せそうな笑顔を見て、私も大変うれしく思いました。

ちなみに、私の妻も、第2子を妊娠したときは逆子でした。医師からは「36週でなおっていなかったら帝王切開にしましょう」と言われていました。なんとかなおせないかと31週目くらいから逆子の施術を1日おきにずっと続けていました。すると、36週目の病院の診察日になおっていることがわかり、第2子も自然分娩で出産することができたのです。

アトピー性皮膚炎

全身のアトピー性皮膚炎が8か月できれいな皮膚になり、大好きなテニスができるように

R・Mさん（11歳・女性・小学生）

Mさんは重症のアトピー性皮膚炎で、全身の皮膚がカサカサして、皮がむけ、腫れた部分がかたまりになっていて、ひっかいた痕もあちこちにありました。皮膚科に1年間通院してステロイドの塗り薬や抗アレルギー剤の内服薬などを処方され、紫外線療法なども行ったそうですが、ほとんど改善しなかったとのこと。

けいらく治療とソーマダインのアトピーモードで自律神経を調整し、薬石浴ベッドもアトピーモードを選んでアレルギー体質の改善を図りました。アトピー性皮膚炎の原因はい

ろいろありますが、自律神経の乱れも一因とされています。

Mさんは月1回の施術でしたが、1回ごとに皮膚がきれいになっていくのがわかりました。8か月後にはアトピー性皮膚炎だったとはまったくわからないほど、きれいな皮膚になり、施術を終えました。付き添いで一緒に来院されていたお母さんも喜んでくれました。

その後1年ほどたって、お母さんが不眠や耳鳴りなどの不定愁訴で来院されました。そのときに「娘はすっかり良くなって、アトピーで皮膚が荒れていたときは人目が気になってできなかったテニスをやれるようになり、元気に部活でがんばっています」とのこと。本当に良かったと、私もうれしく思いました。

熱中症からの不定愁訴

頭痛や吐き気で学校に行けなかったのが4か月で完治。サッカーにも元気に復帰！

R・Iさん（15歳・男性・高校生）

Iさんは来院する3か月前、部活のサッカー練習中に熱中症にかかってから体調を崩し、頭痛や吐き気がするようになりました。特に、朝になると症状がひどく、学校に行けない日が続いたのです。病院に行って検査をしても異常はなく、頭痛薬と胃腸薬を出されましたが、良くなりません。そこで、家族の方がネットで当院を見つけて来院されました。けいらく治療で胃腸の調子を整え、ソーマダインでリラックス効果を狙い、薬石浴ベッドで疲労回復を図りました。

Iさんは若くて体力があるので、週に2回の施術を1か月行うと症状の改善がどんどん進み、その後は週1回の施術で4か月すると完治しました。その結果、毎日登校できるのはもちろん、以前と同じようにサッカーも元気にがんばっているそうです。

起立性調節障害

朝起きると立ちくらみや頭痛で登校できなかったのが、3か月で改善

T・Fさん（9歳・男性・小学生）

Fさんは立ちくらみや頭痛、気持ち悪さなど不定愁訴があり、特に朝は症状が強く出て学校に行けない日も少なくありませんでした。病院では起立性調節障害と診断されました。

起立性調節障害とは学童期の子どもに多くみられ、朝なかなか起きられない、目が覚めても頭痛や腹痛がして起き上がれない、午前中は気分がすぐれず午後はなんとか元気になるが、夜は寝つきが悪いといった症状が現れます。

原因は自律神経の乱れです。自律神経の乱れによって血行が悪くなると、人間は直立歩行なので心臓より上は血液が少なくなり、心臓より下に血液がたまりがちになります。起

立時に脳血流が低下するため、立ちくらみや頭痛、倦怠感、朝起きられないといったことが起きるのです。Ｆさんは病院では薬剤が処方されましたが、なかなか症状が改善しなかったとのこと。口コミで当院を知り、来院されました。自律神経の乱れを調整する施術としてソーマダインと薬石浴ベッドを行いました。週１回の施術で、症状が徐々に改善。３か月後にはすっかり良くなり、毎日通学できるようになりました。

第4章

ストレスから身を守る東洋医学の極意

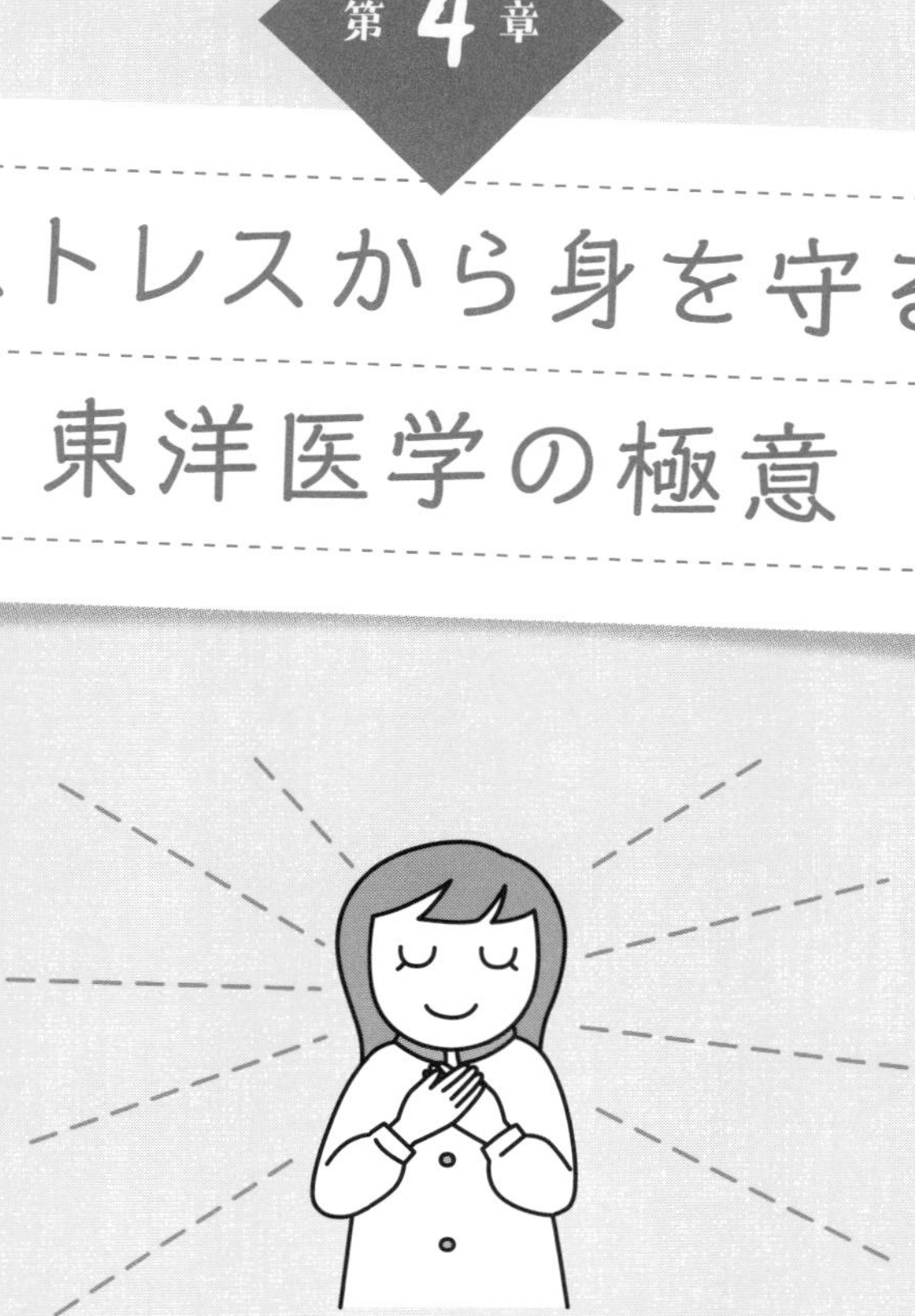

病気の原因は内因、外因、不内外因

東洋医学では病気の原因を、内因、外因、不内外因の3つに分けています。内因とは、過度の感情が病気の原因となるものです。人間は喜びや悲しみなどの感情を持っていますが、あまりに怒り過ぎると興奮して血圧が上がり、血管が破れることがあるように、過度の感情は体に悪影響を与えます。

東洋医学では、人間には7つの感情（七情）があり、過度の感情がさまざまな病気を引き起こすとしています。いわばストレスが病気の原因だとする考え方です。

七情	損傷する臓	症状
怒	怒り過ぎると気が上昇し、肝を傷つける	筋の痙攣、目の充血など
喜	喜び過ぎると気が緩み、心を傷つける	動悸、多汗など
思	思い過ぎると気が固まり脾（消化器系）を傷つける	食欲不振、腹部膨満感など
憂・悲	憂えや悲しみが過ぎると気が消えて、肺を傷つける	肌荒れ、咳など
恐・驚	恐れ、驚き過ぎると気が下降し、腎を傷つける	骨折、腰痛、耳鳴りなど

内因：七情と気の関係

七情	漢方の教え	日本語の中で生きている表現
怒れば	気は上昇	カッとなって気は逆上
恐れれば	気は下降	恐しくて腰がぬける
喜べば	気はゆるむ	うれしくてうれしくて気がゆるむ
驚けば	気は乱れる	驚いて気が動転する
悲しめば	気は消える	悲しくて生きる気力もなくなった
思わば	気はかたまる	思うところがあって気がふさぐ
憂えば	気はちぢむ	気をもむ

外因とは、外部の自然環境の変化が病気の原因となるものです。自然界には6種類の気候（六気＝風、暑、火、湿、燥、寒）がありますが、六気に過不足が生じたときに、六淫（六邪）となって、人間の体内に侵入して病気を引き起こすと考えられています。

六淫	季節	症状
風邪	春	くしゃみ、咳、鼻づまり、喉の痛みなど
暑邪・火邪	夏	高熱、口が渇く、多汗、顔が赤くなるなど
湿邪	長夏	食欲不振、消化不良、吐き気、足のむくみなど
燥邪	秋	口や鼻、喉、皮膚の乾燥、咳など
寒邪	冬	悪寒、頭痛、足腰の冷え、関節の痛みなど

ちなみに、六淫以外の外因として疫癘《えきれい》があります。感染症や流行性の強い風邪を指し、コレラやペストなどが分類されます。２０２０年に世界中に広まった新型コロナウイルスも疫癘になります。

不内外因とは、内因でも外因でもないものを指します。主に暴飲暴食や過労、運動不足など生活習慣に関係するものが多いです。

外因：六気と六淫

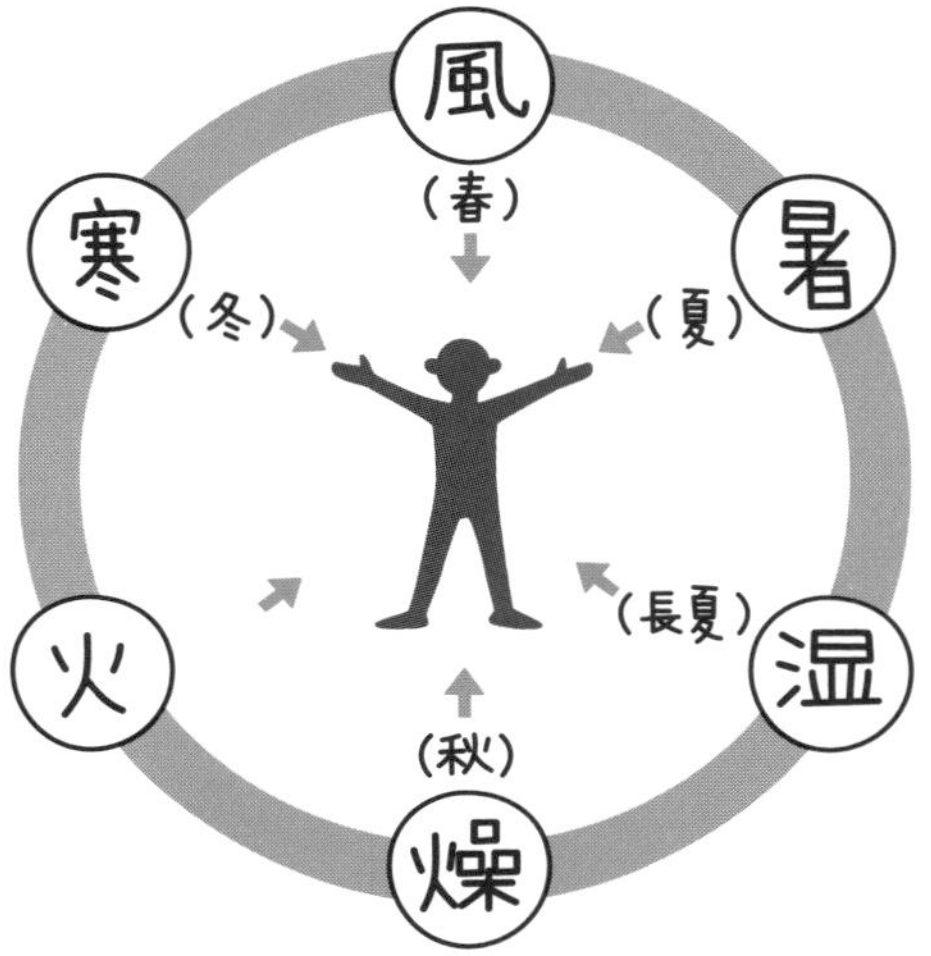

病気の原因（病因）

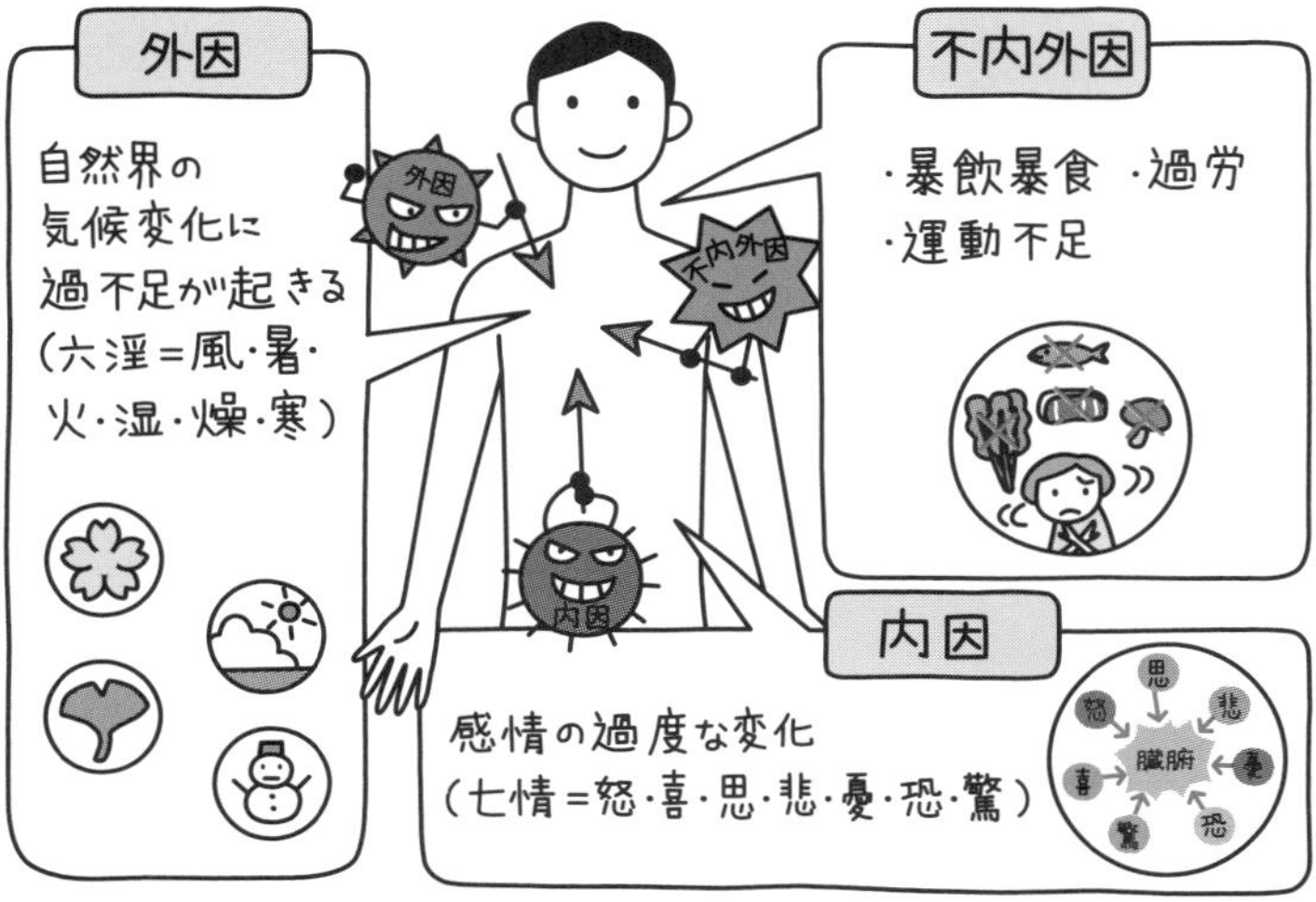

病は気からって本当？

「病は気から」という諺を皆さんもご存知でしょう。「病気は気の持ちようで、良くも悪くもなる」という意味です。由来は世界最古の医学書『黄帝内経』に載っている「百病は気に生ず」（すべての病は気の持ちようで生じる）という文章です。気（心）の持ち方が心身の健康に影響を与えるという考え方は、現代の心身症の概念に通じます。

不定愁訴や免疫力の低下を招くのは自律神経の乱れであり、その自律神経の乱れの原因は内因（ストレス）です。七情の乱れが心身に影響して、さまざまな症状が現れます。

東洋医学では、内因の七情を五行説（98ページ参照）に対応して同類のものをまとめて5種類の感情に分けて五志としました。五志と五臓の活動は密接に結びついています。

では、五志のタイプ別に具体的にどんな症状が現れるのか、その感情とどうやって付き合っていけばよいのか、ストレスをため込まない対処法などを紹介しようと思います。

五志

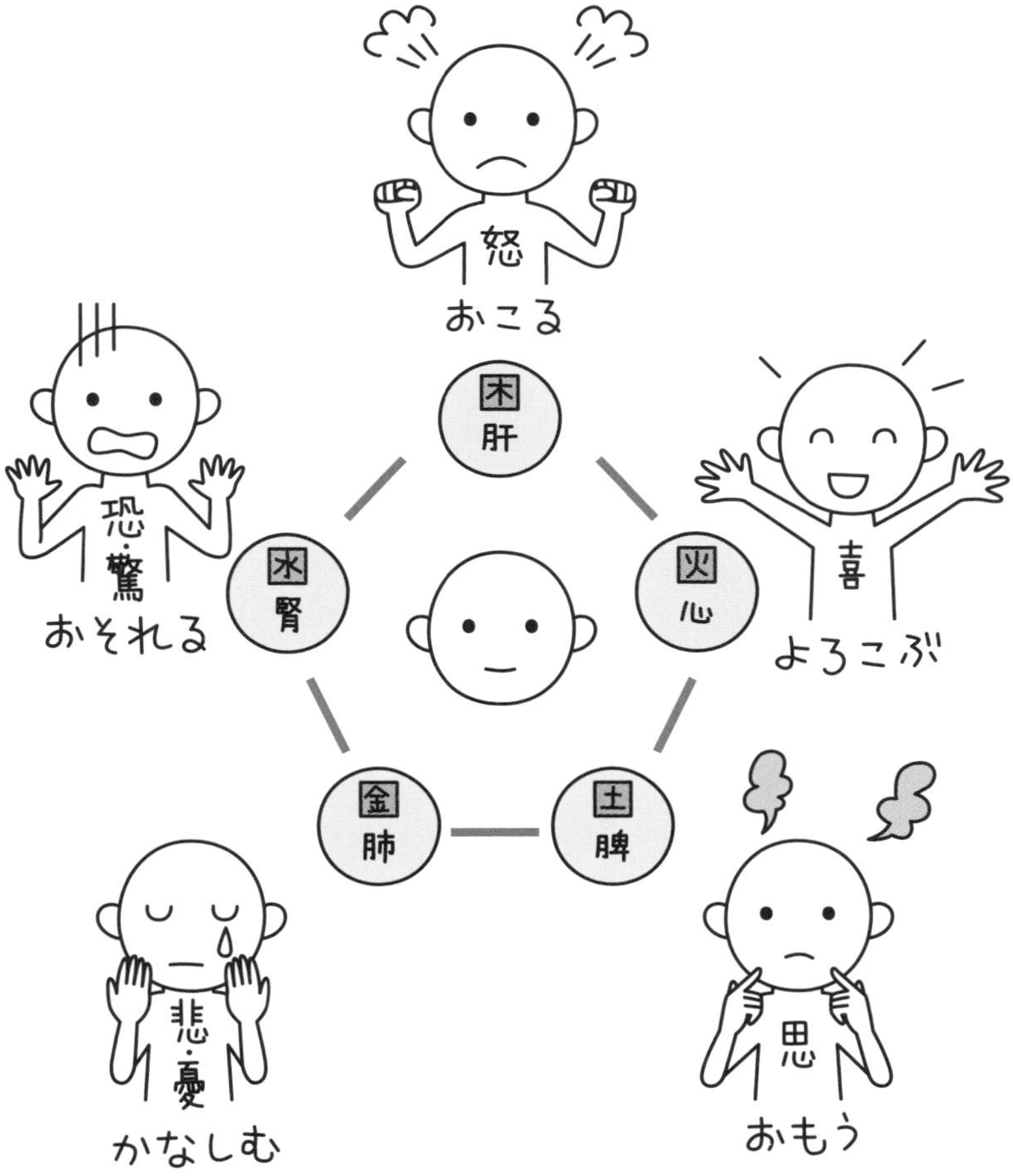

五志① イライラ・タイプ

★五志（怒、木、肝）　イライラと怒り過ぎる人は気が上昇して、肝を傷《やぶ》ります（東洋医学では「ダメージを受けて損傷すること」を「傷る」と言います）。

★症状

・こむら返りなど筋肉の痙攣。

・目の充血、目の乾き、目の痛み、視力低下、涙目など目の症状。

・目の周りに青筋が出やすい。

★対処法

肝の働きを助けるには酸っぱいものを食べると良いです。血を集めて肝に貯蔵する作用があります。酢のもの、梅干し、レモンやミカンなどがお薦めです。

ただし、肝の相克関係（50ページ参照）にあるのは脾なので、酸っぱいものを食べ過ぎると脾が弱ってしまいます。肉が萎縮し、唇が巻き上がるなどの症状が出てしまうので、摂り過ぎないようにしましょう。

また、風に当たり過ぎると肝は衰弱してしまいます。特に春は風が強いので気を付けましょう。

五志② ワハハ・タイプ

★五志（喜、火、心） ワハハと大声で笑うなど喜び過ぎる人は、気が緩んで心を傷ります。

★症状

・動悸、息切れ、高血圧など循環器系の症状。
・舌が赤くなり炎症が起き、味覚障害が出る。
・多汗、赤ら顔になりやすい。

★対処法

心の働きを助けるには苦いものを食べるとよいです。熱を冷まし、炎症を抑える作用があります。ピーマン、春菊、青汁、茶などがお薦めです。

ただし、心の相克関係にあるのは肺なので、苦いものを摂り過ぎると肺が弱ってしまい、皮膚が乾いたり体毛が抜けたりします。

また、心は夏の暑さに弱いので、酷暑に注意してください。

五志③―クヨクヨ・タイプ

★五志（思、土、脾）　クヨクヨと思い考え過ぎると、気が固まって脾を傷ります。

★症状

・食欲不振や腹部膨満感など消化器系の症状。

・肌肉がやせ細り、唇が乾燥し、よだれが出る。

・顔や手足が黄色っぽくなる。

★対処法

脾の働きを助けるには甘いものを食べるとよいです。肌肉の緊張を緩め、潤いを保つ作用があります。砂糖、サツマイモ、ジャガイモ、米、スイカなどがお薦めです。

ただし脾の相克関係にあるのは腎なので、甘いものを摂り過ぎると腎が弱ってしまいます。骨が痛んだり、髪の毛が抜けたりします。

また、脾は湿気に弱いので梅雨時に注意が必要です。

五志④ シクシク・タイプ

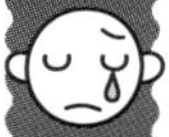

★五志（悲、金、肺） シクシクと憂い悲しみが過ぎると、蝋燭の炎が消えていくように気が消えていき、肺を傷ります。

★症状

・肌荒れなど皮膚病。

・息切れ、疲れやすい。

・鼻汁、鼻づまり、風邪をひきやすい、色白になる。

★対処法

肺の働きを助けるには辛いものを食べるとよいです。気を発散させ、気の循環を良くする作用があります。唐辛子、ワサビ、ショウガ、コショウ、山椒、タマネギ、ニンニクなどがお薦めです。

ただし、肺の相克関係にあるのは肝なので、辛いものを摂り過ぎると肝が弱って筋がひきつれ、爪の潤いがなくなって枯れていきます。

また、乾燥に弱いので、秋の乾燥した気候に注意しましょう。

五志⑤　ビクビク・タイプ

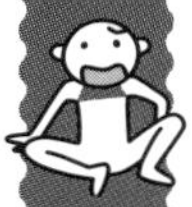

★五志（恐、水、腎）　ビクビクと恐れ驚き過ぎると、気が下降して腎を傷ります。

★症状

・骨や歯が弱くなり、骨折や腰痛を起こしやすくなる。

・耳が遠くなるなど老化現象全般。耳鳴りがする。

・つばがよく出る。顔色がどす黒くなる。

★対処法

腎の働きを助けるには塩辛いものを食べるとよいです。尿や便などの排泄を促す作用があります。塩、アサリ、シジミ、昆布、ヒジキなどがお薦めです。

ただし、腎の相克関係にあるのは心なので、摂り過ぎると心が弱り、血流が滞って顔色が悪くなります。

また、寒さに弱いので、冬の冷えには注意しましょう。

気持ちのコントロールが大事

五行説から五志のタイプ別の症状や対処法を見てきました。あなたは何タイプだったでしょうか？ 私が35年間診てきた患者さんの中で、最も多いのがイライラ・タイプです。全体の70~80%を占めているのではないかと思います。やはり、ストレスが多い社会なので、イライラしてしまうことが多いのでしょう。自分のことだけで精一杯になってしまい、心に余裕がなくなってしまうようです。

性格はなかなか変わりませんが、自分の性格を把握して気持ち（五志）をコントロールすることが大事です。

例えば、私が高校野球をテレビで見ていたときのことです。3点リードしていたチームの8回にリリーフとして元気な1年生ピッチャーが出てきました。そのピッチャーは、すぐに2アウトを取り、次の打者を三振に仕留めると、まるで試合が終わったかのように大喜びして飛び跳ねて両手を突き上げていました。ワハハ・タイプの選手なのでしょう。ところが喜び過ぎて気が緩んだのか、集中力が切れてしまったようです。9回に出てきたときはまったく別人のようで、ストライクがほとんど入らずアウトがなかなか取れなくなり、結局逆転負けをしてしまいました。プロ野球などの選手は、試合中どんなにファインプレーをしても小さなガッツポーズをする程度です。試合が終わるまでは気の緩みを防ぐため、自分の感情をコントロールしているのです。

このように、自分の気持ちをコントロールすることは、とても大事なことなのです。

ストレスを減らす方法とは

「怒り過ぎる」「喜び過ぎる」「思い考え過ぎる」「憂い悲しみ過ぎる」「恐れ驚き過ぎる」など、感情が乱れると心身が疲れて病気につながります。健康を保つには、心と体が調和していなければなりません。心が偏ってバランスが崩れると、自律神経が乱れて体に不調が生じ、病気へと進んでいってしまいます。現代のようなストレス社会では、感情を乱して心のバランスが崩れないように心掛けることが大事です。

五行説では感情の乱れに対し、タイプ別に食事療法や気候の変化に注意して過ごすことで、感情を落ちつけて心のバランスを取り戻すように説いています。しかし、東洋医学は3000年ほど前の古代中国で徐々に体系化されたものです。3000年前の古代中国と現代の日本では、地球環境や生活環境、人間関係などが大きく違います。

現代は大量生産、大量消費、大量廃棄が地球規模で行われていて、地球温暖化やオゾン層の破壊などで異常気象が生じ、森林の減少や土壌汚染、水質汚濁なども起きています。このように劣悪化した自然環境から受けるストレスは、3000年前よりもはるかに大きいはずです。

さらに、農業が主体であった素朴でのんびりした古代中国と違い、経済が高度に発展した現代の日本では、社会での人間関係がより複雑となり、精神的なストレスを抱える人が非常に多くなっています。

このように3000年前とは、ストレスの量と質が明らかに大きく違ってきています。したがって感情の乱れに対し、五行説の食事療法などだけでは不十分で、現代に合わせた対処法が必要になっているのではないでしょうか。今の時代に応じた、感情が乱れない心の持ち方を取り入れれば、不定愁訴に苦しめられることも少なくなると思います。

私の35年間の臨床経験をもとに、一番多いイライラ・タイプの対処法を、〈ストレスを減らす心の持ち方〉として紹介しようと思います。

ストレスを減らす心の持ち方①　思い通りにならないのが普通

自分の思い通りにならないとき、人はイライラします。「○○であるべき」「○○でなければいけない」と思ってしまうと、そうならないとイライラしてしまいます。ですから「○○であるべき」「○○でなければいけない」などの執着を持たないほうがラクです。

そもそも世の中に自分の思い通りになるものがあるのでしょうか。自分の思い通りにならないのが普通だと思います。私が強いて思い通りになるものを挙げるとすれば、テレビのリモコンくらいです。関東地方ならば1を押せばNHKが映り、4を押せば日本テレビの番組が見られます。これは、かなり思い通りです。しかし、リモコンの電池が切れたり、テレビが故障したりすれば、思い通りではなくなります。世の中に100％思い通りになるものなどないのではないでしょうか。自分の思い通りにならなくても、それが普通のことなのですから、イライラしたり、焦ったりする必要はありません。それが普通のことだと思えばラクになれます。

ストレスを減らす心の持ち方② 「イヤ」だと思わない

他人からイヤなことを言われたとき、人はイライラします。しかし、何を言われればイライラするのかは人によって違うでしょう。

例えば、Aさん、Bさん、Cさんの3人に向かって「すごいね！」「ダメだよ」「バカじゃないの」と言ったとします。

Aさんは「すごいね！」はOKですが、「ダメだよ」「バカじゃないの」にはカチンときます。Bさんは「すごいね！」はOKで「ダメだよ」も許せますが、「バカじゃないの」にはカチンときます。Cさんはどの言葉に対してもOKです。気にしないというか気にならないのです。

Aさん、Bさん、Cさんでカチンとくるラインが違います。許容範囲の狭いAさんが一番イライラしやすいです。つまり、他人の言葉に対する許容範囲を広げれば、イライラしなくてすみます。他人の否定的な言葉に対してイヤと思わないように、許容範囲を広げておくほうがラクです。

人間はそのときの感情に左右され、機嫌の良いときと悪いときでは発する言葉が違うので、それに対して、あまり心を動かさなくてもよいと思います。

ストレスを減らす心の持ち方③　相手を認め、自分を否定しない

ストレスを溜めないための魔法の言葉があります。「そうだね」と「まぁ、いいか」です。「そうだね」は相手を認める言葉です。人と言い争うとストレスが高まります。まずは相手を否定しないこと。何か言われても「そうだね」と相づちを打つことで、相手を認めましょう。相手を認めて許すことを続けていると、言い争うこともなく、自分も相手も緊張が緩んでラクになります。日常生活の会話の中で、他人と言い争う必要などないのではないでしょうか。「そうだね」と穏やかに相づちを打つことで、ストレスがなくなっていきます。

しかし、例外もあります。今の時代、パワハラ、セクハラと思われることに対しては、「NO」とはっきりと言ったほうがラクになるでしょう。

「まぁ、いいか」は自分を否定しない言葉です。真面目で責任感が強い人、完璧主義の人ほど、結果がうまくいかないと自分を責めて落ち込んでしまいがちです。自分を追い込まないほうが次につながります。自分の中で最善を尽くしたのなら、ぜひ、「まぁ、いいか」

をたくさん発してください。心をラクにしましょう。誰も悪くないのです。

ストレスを減らす心の持ち方④　カメラマンの視点を持つ

イライラしたときに、冷静になって客観的に自分を見る習慣を身に付けてみましょう。自分の生活場面をドラマや映画のワンシーンと想定してみてください。自分がカメラマンとなって、自分と周りの人たちを撮影していると考えましょう。そうすると、他人から何かイヤなことを言われて、イライラする出演者である自分の様子が客観的に把握できます。カメラマンである本当の自分は、「そこでイライラしなくても」と冷静に見ています。カメラマンの視点を持つことで、自分の置かれた状況を客観的に見ることができ、ストレスを回避できるのではないでしょうか。

ストレスを減らす心の持ち方⑤　感情の振り幅を小さくする

感情の乱れには振り幅があります。地震計のようなものを想像してみてください（図参照）。感情の振り幅が大きければ、エネルギーをたくさん消費し、心身が疲れてしまいま

感情（心）の省エネ　感情（心）には振幅がある。

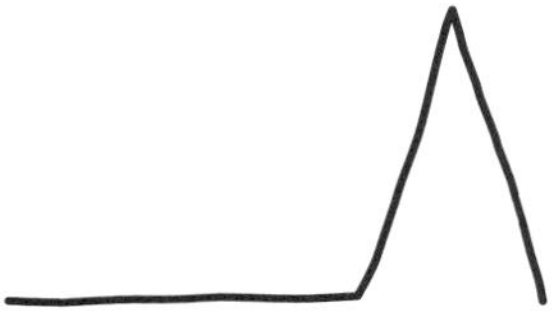

振幅は上がった分だけ下がる

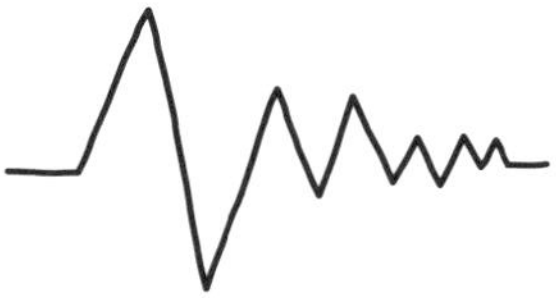

エネルギーが発生　疲れる

五志

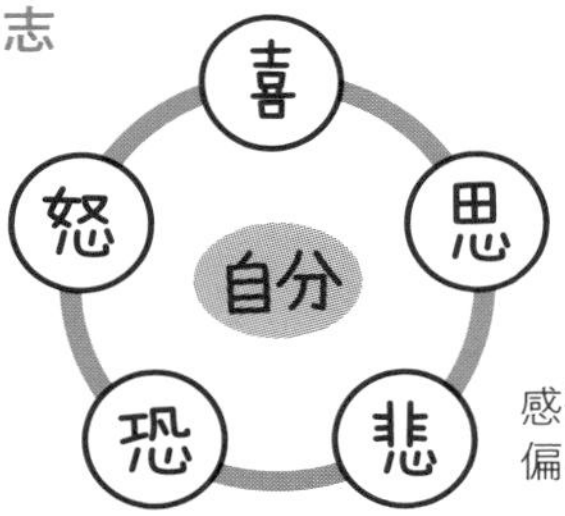

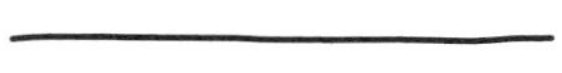

平らだとエネルギーが発生しない　疲れない

感情（心）のバランスが大事
偏らずに中央にいると疲れない

す。振り幅が小さければ、エネルギー消費も少なく疲れません。つまり、感情の省エネがストレスを軽くするのです。

　感情の振り幅を小さくするには、感情のバランスが大事です。五志の中央に自分がいるようにすれば、何かの感情に偏りません。どの感情とも均等の距離を置けば、バランスが崩れず疲れずにすみます。一つの感情にとらわれないよう心掛けましょう。

正道先生の

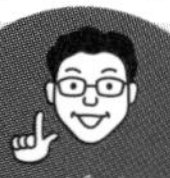

ワンポイントコラム

運気が上がる現代の五行相生関係

自分の周りがうまく回る現代の五行相生関係とは何かを考えてみました。「自分」（外側の自分）「趣味」「仕事」「人間関係」「家族」の5つが、心の中の本当の自分を中心にバランスよく回っていくと、ストレスもなく運気も上がっていくのではないでしょうか。

私の場合、「自分」の「趣味」は人に喜んでもらうことです。患者さんの苦痛を和らげラクにしてあげるととても喜ばれます。患者さんの笑顔を見ることが私の趣味です。そして、その「趣味」がそのまま「仕事」になることで、自分の存在価値を確認できます。その「仕事」に携わっていく中でさまざまな「人間関係」が生じます。そこから生涯のパートナーとの縁が生じ、「家族」が生じます。妻は同じ鍼灸マッサージ師で、私の治療院で共に働いていて埼玉県鍼灸マッサージ師会の理事・組織部長も務めています（埼玉県鍼灸マッサージ師会は、技術・知識の向上のための研修、ボランティア活動などを通して県民への鍼灸マッサージの普及啓蒙活動に取り組んでいます）。

妻は、とにかく明るくて社交的な人です。名前は陽子といい、その名の通り太陽のようです。誰とでもすぐにお友達になってしまいます。そして、2人の子どもも妻に似て明るいです。私はどちらかというと陰性のタイプでおとなしいほうなので、明るい「家族」に

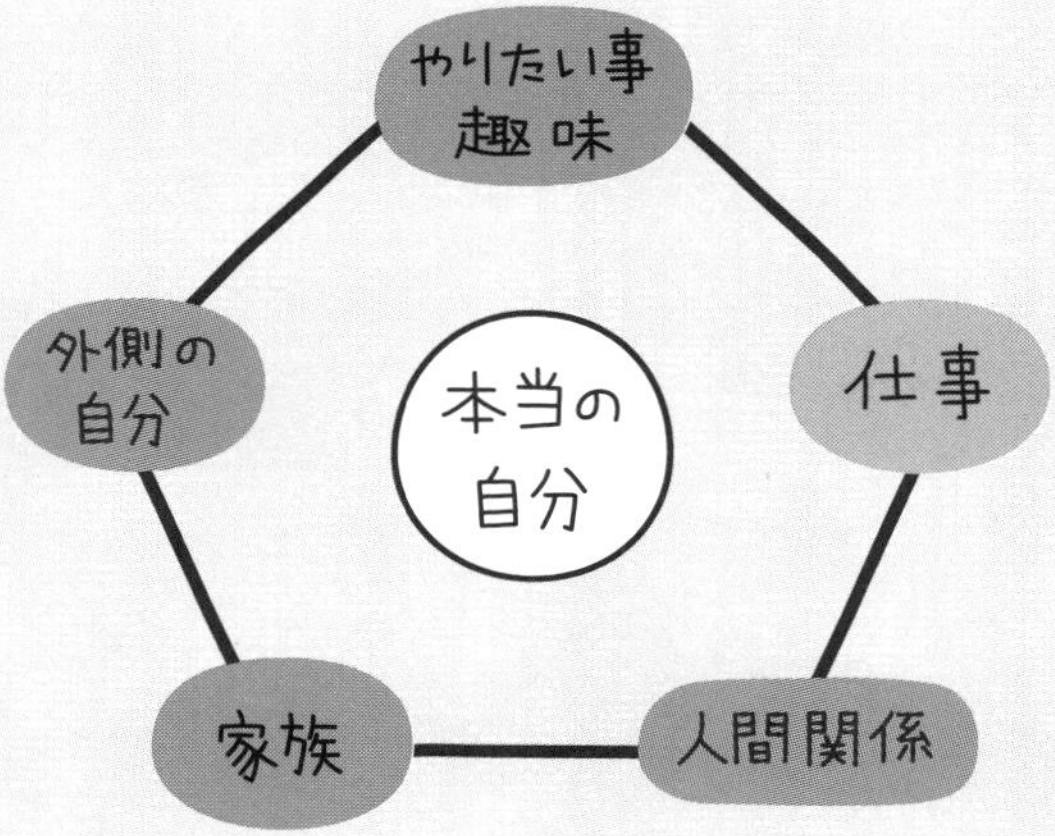

囲まれて補ってもらい、陰陽のバランスがとれているようです。

そして、妻は料理も得意で家族のために、栄養バランスのとれた食事をたくさん作ってくれます。このように、「家族」が「自分」を助けてくれます。ですから、私は仕事でも家庭でもストレスがほとんどありません。したがって、運気も上がっているのかなと思います。

第5章

あなたの不調を改善し、免疫力を高めるセルフケア

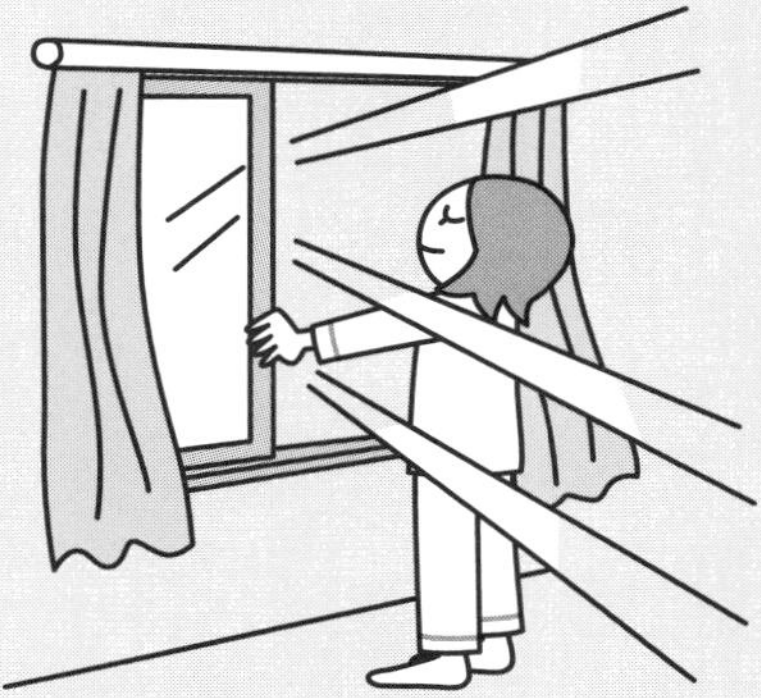

セルフケアが大事な時代

不定愁訴や免疫力低下の原因となる自律神経の乱れは、主にストレスによって引き起こされます。現代社会はストレスに満ちあふれています。例えば、厚生労働省「労働安全衛生調査」(2018年)によると、強いストレスを感じている労働者は58・0%と6割近くを占め、2013年の52・3%から約6%も増えています。ストレスの内容としては「仕事の質・量」「仕事の失敗、責任の発生等」「対人関係」がワースト3となっています。

また、家庭でも子育てや親の介護の悩み、仕事との両立など、さまざまなストレスがあります。

そんなストレスフルな生活では、交感神経が優位になりがちです。意識的に副交感神経が優位な状況――リラックスできる時間を多く持つようにしなければいけません。リラックスすることで、不定愁訴が改善し、免疫力が向上します。

2020年、新型コロナウイルスが感染拡大する中、集団感染を防ぐためマスク着用や手洗いなどを心掛け、密閉、密集、密接の三密を避けた新しい生活様式を実践することが

仕事や職業生活に関する強いストレスの有無及び内容別労働者割合

強いストレスの内容（主なもの3つ以内回答）上位5つ

◎仕事の質・量	59.4%
◎仕事の失敗、責任の発生等	34.0%
◎対人関係（セクハラ・パワハラを含む）	31.3%
◎役割・地位の変化等（昇進、配置転換等）	22.9%
◎会社の将来性	22.2%

（平成30年「労働安全衛生調査」）

呼びかけられました。しかし、相手は目に見えないウイルスです。どんなに予防を心掛けても、感染してしまうこともあります。

第2章でも述べましたが、未知のウイルスに対しては治療薬もワクチンもありません。開発されたとしても、ウイルスは変異してしまうので、そのときは効いても次のときにも同じように効くかどうかはわかりません。

インフルエンザの予防ワクチンを例に説明しましょう。インフルエンザはウイルスが変異しやすいため、ワクチンを製造するときに予測したインフルエンザウイルスの型と実際に流行するウイルスの型が一致しないことがしばしば起こります。違う型のワクチンを打っても予防効果はありません。毎年流行するインフルエンザですらワクチンの効果は限られています。ましてや、未知のウイルスである新型コロナウイルスの予防に、急遽開発されたワクチンにどれだけ効果があるのか疑問が持たれます。また、治療薬やワクチンには必ず副作用があります。特に高齢者や妊婦さんの場合、その副作用のリスクをまず考えるべきでしょう。

今後、新しいウイルスが出現しても、結局のところ一番頼りになるのは自分の体の免疫力です。東洋医学は免疫力を高めるのに適した療法です。

私が行っている脈診によるけいらく治療（61ページ参照）は、不調がない状態でも脈診によって異常を発見して施術を行うことで、不調さえも出さない元気な体を維持することができます。脈にまったく異常がなければ完全な健康体ですが、そんな人はごく稀です。症状がなくても、体のどこかのバランスが崩れている人がほとんどです。バランスが崩れている原因を探り対処することで、免疫力を上げ、常に健康な体でいることができます。

しかし、遠方で私の治療院に来ることができない人も大勢いらっしゃると思います。仕事や家庭の事情で来られない人もいらっしゃるでしょう。そこで、副交感神経を優位にして自律神経のバランスを整え、リラックスできるセルフケアを紹介しようと思います。できることからトライしてみてください。

あなたの心の持ち方が変わり、不調が改善し、免疫力が上がることで、人生が好転していくと思います。

不調改善、免疫力アップのセルフケア① ぐっすり眠る

リラックスするためには、まずはぐっすり眠ることです。眠ることで疲労回復だけでなく、副交感神経が優位になり、免疫細胞が活性化して免疫力が高まります。

通常は夜になると副交感神経が優位になって体がリラックスして眠くなり、明け方近くに交感神経の働きが活発になって体温や血圧が上昇して目覚めます。ところが、深夜まで起きていると交感神経が休まらず、副交感神経への切り替えがうまくいかなくなります。

ぐっすりと眠るには夜更かしをしないことです。その日のうちに就寝する「シンデレラ睡眠」がお勧めです。ちなみに、私は夜12時になると、バタン・キューで熟睡しています。そして、寝る前には携帯電話やパソコン、テレビなどが発するブルーライトを浴びないように気をつけましょう。寝る前にブルーライトを浴びると、脳が昼間と勘違いして寝つけなくなります。ぐっすり眠れるよう、交感神経と副交感神経がスムーズに交代できる環境を整えることが大事です。

私の治療院には不眠に悩む患者さんも大勢来ます。けいらく治療をすると「ぐっすり眠れ、翌朝は目覚めがよく、体が軽くなっている」と言います。けいらく治療をしなくても、毎朝、そういう状態になっていることが理想です。

不調改善、免疫力アップのセルフケア② 体を温める

体を温めると血流が良くなり、副交感神経が優位になりリラックスできます。体温が高くなるとリンパ球（72ページ参照）が増えて活性化し、免疫力も向上します。

体を温めるには、シャワーだけではなく湯船に浸かる入浴がお勧めです。40℃くらいのお湯に10分ほどゆっくり入りましょう。水圧と浮力で血管が刺激され、全身の血行が良くなります。ゆっくり入浴することで交感神経と副交感神経がスムーズに切り替わってくれて、夜ぐっすり眠れる効果があります。

冬のミカン湯、五月の菖蒲湯なども、季節の香りを楽しみながらリラックスできるのでお勧めです。

不調改善、免疫力アップのセルフケア③　適度な運動

簡単なストレッチやウォーキングなど、自分のペースで体を動かしましょう。気分がスッキリして、体もリラックスします。そして、血行が良くなり、免疫力も上がります。リラックスするストレッチをいくつか紹介します。ポイントは深呼吸をしながらゆっくりとストレッチをすることです。

背伸びの姿勢から脇腹のストレッチ

足を肩幅に広げ、手を組んで上にグーッと引っ張ります。背伸びの姿勢から体を左右へ交互に倒していきます。脇腹の筋肉が伸びます。

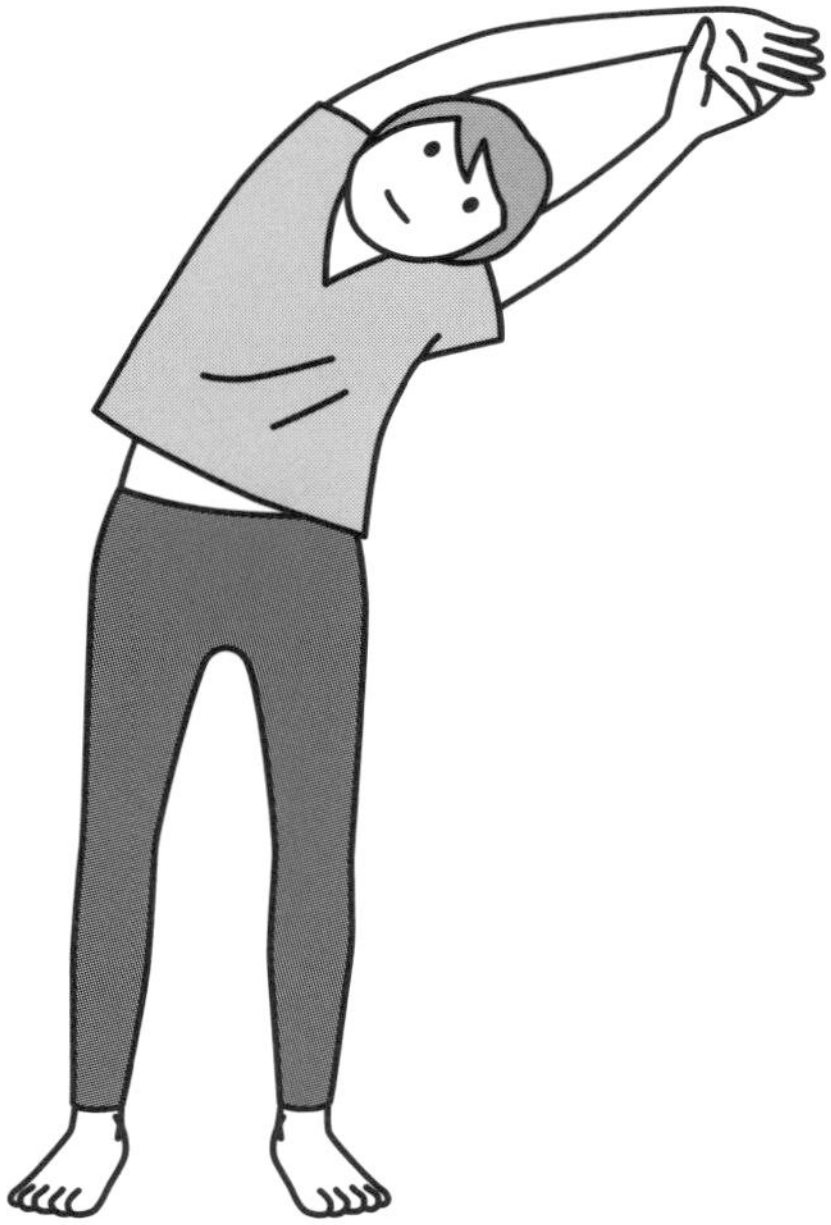

股関節・お尻のストレッチ

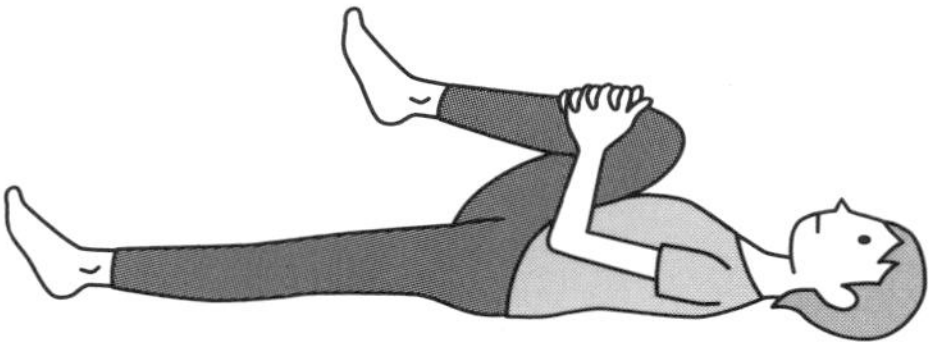

床に寝た状態で、両手で片膝をお腹に引き寄せます。片足ずつ交互に行います。股関節やお尻の筋肉が伸びます。

腰・お尻のストレッチ

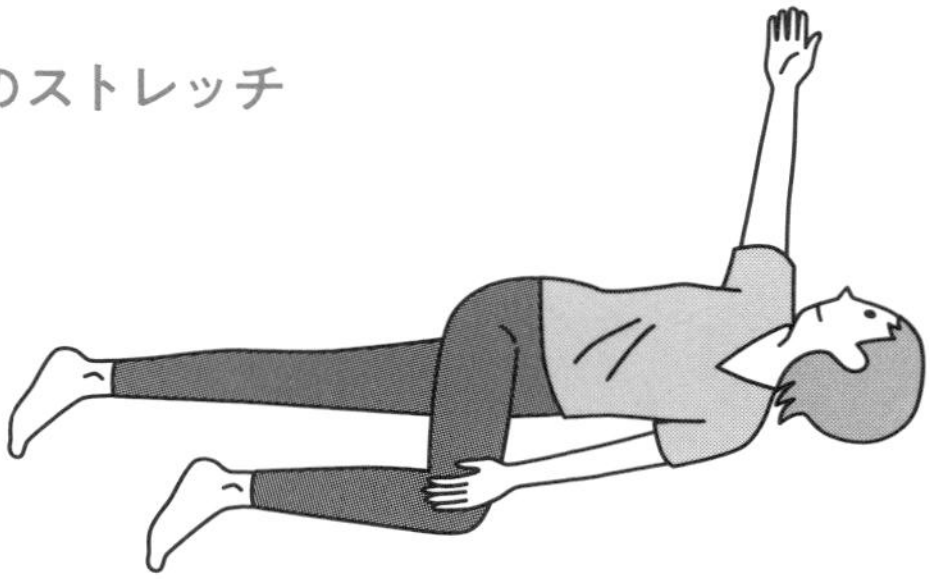

床に寝た状態で、左手で右のももを抱え、左側に倒します。顔は右側を向きます。左右動きを入れ替えて反対側も行い、これを交互に行います。腰やお尻の筋肉が伸びます。

脚の裏側全体のストレッチ

床に寝た状態で片足を上に伸ばし、膝を伸ばしたまま足の裏にタオルを掛け、手前に引き寄せます。片足ずつ交互に行います。ふくらはぎやもも裏の筋肉を伸ばします。

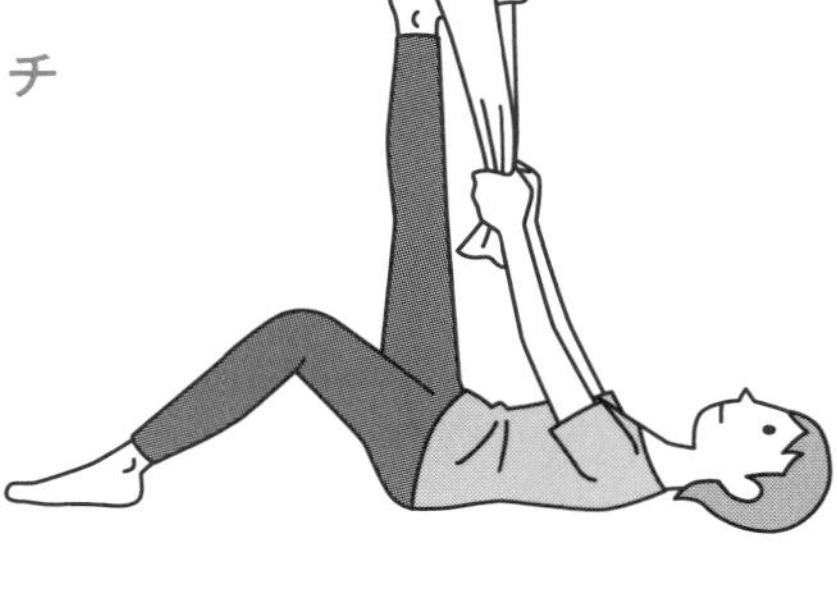

正しいウォーキングフォーム

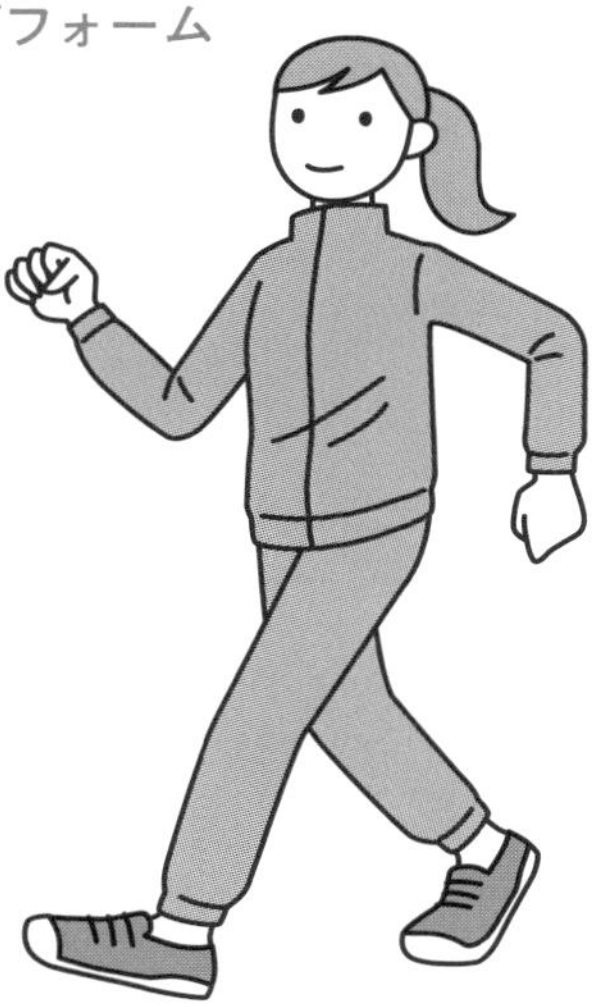
あごを引いてやや前方を見る。
頭を天からつり上げられているような気持ちで高くして背筋を伸ばす。
肩の力を抜いて、肘を曲げて腕を振る。
足はかかとで着地してからつま先で地面を踏み込むようにして重心を前に移動させる。

次に正しいウォーキング方法を紹介します。

《ウォーキングの注意点》

・自分の体調や体力、天候などに合わせて無理のない範囲で行いましょう。
・ウォーキングの前には柔軟体操をしましょう。
・距離や時間に縛られず、楽しみながら行いましょう。
・水分補給はこまめに忘れず行いましょう。

《歩き方のポイント》

・歩幅は普段より広めに
・肩の力を抜きリラックスする
・腕を前後に大きく振る
・呼吸は鼻から吸って口から吐いてリズミカルに

不調改善、免疫力アップのセルフケア④　腸が喜ぶ和食を

腸には免疫細胞の70％が存在しているといわれています。腸は体内に入ってきたウイルスや細菌を撃退する主戦場なのです。したがって腸内環境を整えるような食事を心掛けると免疫力がアップします。

・発酵食品　味噌、納豆、ぬか漬け、ヨーグルトなど。
腸内の善玉菌を増やします。
・食物繊維の多い食品　ゴボウ、サツマイモ、タケノコ、コンニャク、海草など。
腸のぜん動運動を促し、便通を良くします。
・ポリフェノールを多く含む食品　ブドウ、大豆、ナス、生姜、緑茶、紅茶など。
抗酸化作用があり、生活習慣病の予防に効果的です。

腸が喜ぶ食品は和食に多く使われています。ご飯、味噌汁、漬物に魚や肉の主菜をプラスした和食は、栄養バランスが取れていて免疫力アップに理想的です。積極的に和食を取

り入れると良いでしょう。

そのほか、ビタミン類は免疫力アップに欠かせません。

・ビタミンA　卵、牛乳、レバー、ウナギ、カボチャ、ニンジン、春菊など

口や喉、鼻の粘膜を強化することでウイルスや細菌の侵入を防ぐ効果が期待できます。

・ビタミンC　ほうれん草、ブロッコリー、イチゴ、柑橘類など

免疫細胞である白血球の働きを助けます。

・ビタミンE　カボチャ、ほうれん草、ウナギ、アーモンドなど

血行の流れをよくするほか、抗酸化作用があり活性酸素を減少させることで免疫力を高めます。

・ビタミンB6　カツオ、マグロ、サケ、サバ、鶏肉、バナナなど

免疫抗体の生成に関与し、免疫機能を正常に維持する働きがあります。

以上見てきたように免疫力を高める食品はさまざまです。和食を中心に、偏りなく多様な食品をバランス良く摂る食生活がお勧めです。

不調改善、免疫力アップのセルフケア⑤　にっこり笑う

「笑う門には福来る」という諺がありますが、医学の世界でも「笑いの治癒力」は証明されています。笑うと副交感神経が優位になり、リラックスして免疫細胞が活性化し、免疫力が高まります。20歳から62歳までの19人を対象に、吉本興業の漫才や喜劇などを見てもらった後、免疫細胞の活性化が確認されたという研究論文もあります（「笑いと免疫能 心身医学1994―10」伊丹仁朗ら）。

また、笑いには鎮痛効果もあります。笑いに意識がいって、痛みを感じにくくなるのです。医学的には、笑うことで脳内ホルモンのエンドルフィンが分泌されて鎮痛効果が出るといわれています。私の治療院でも「痛い、痛い」と言っていた患者さんが、施術中冗談話をしているうちに笑い出したら「あれ、痛みがなくなった」と驚かれることが度々あります。そのほか、笑いには次のような効果が認められています。

- 血糖値抑制効果
- 心臓や肺の活性化
- 脳内の血液量の増加による脳の活性化
- ストレス解消

日頃から笑うことを心掛ければ、免疫力アップやストレス解消になり、不定愁訴などの改善が期待できます。テレビのお笑い番組やコミックを見たり、友人から聞いた笑える話を家族にしたり、笑う機会を積極的に増やしてみてはいかがでしょう。

しかし、いきなり笑えと言われても、困ってしまう人が多いかもしれません。そんな場合は、無理に笑わなくてもよいのです。実は、口角を上げるだけでOK。口角を上げることで、脳が笑ったと判断して前述したような効果が得られます。

外出や会食などができずコロナうつになる人もいます。笑えない状況であっても、意識して口角を上げてみてください。そして、徐々に本当に笑えるようにしていきましょう。笑いのある生活は楽しいですから、誰も損はしません。

不調改善、免疫力アップのセルフケア⑥ 丹田呼吸

自律神経は自分の意志ではコントロールできませんが、唯一の例外があります。それは呼吸です。呼吸には胸式呼吸と腹式呼吸があります。通常、無意識に行っているのが胸式呼吸です。肋間筋による肋骨の運動によって胸を広げて空気を取り入れています。腹式呼吸は、腹筋を使って横隔膜を上下させて空気を取り込みます。ヨガや気功など東洋医学で

【腹式呼吸】
肺の下の横隔膜を下に下げることで、より多くの空気を吸い込む。

【胸式呼吸】
肋骨の間の筋肉（肋間筋）を伸び縮みさせ、肺を横に広げることで空気を吸い込む。

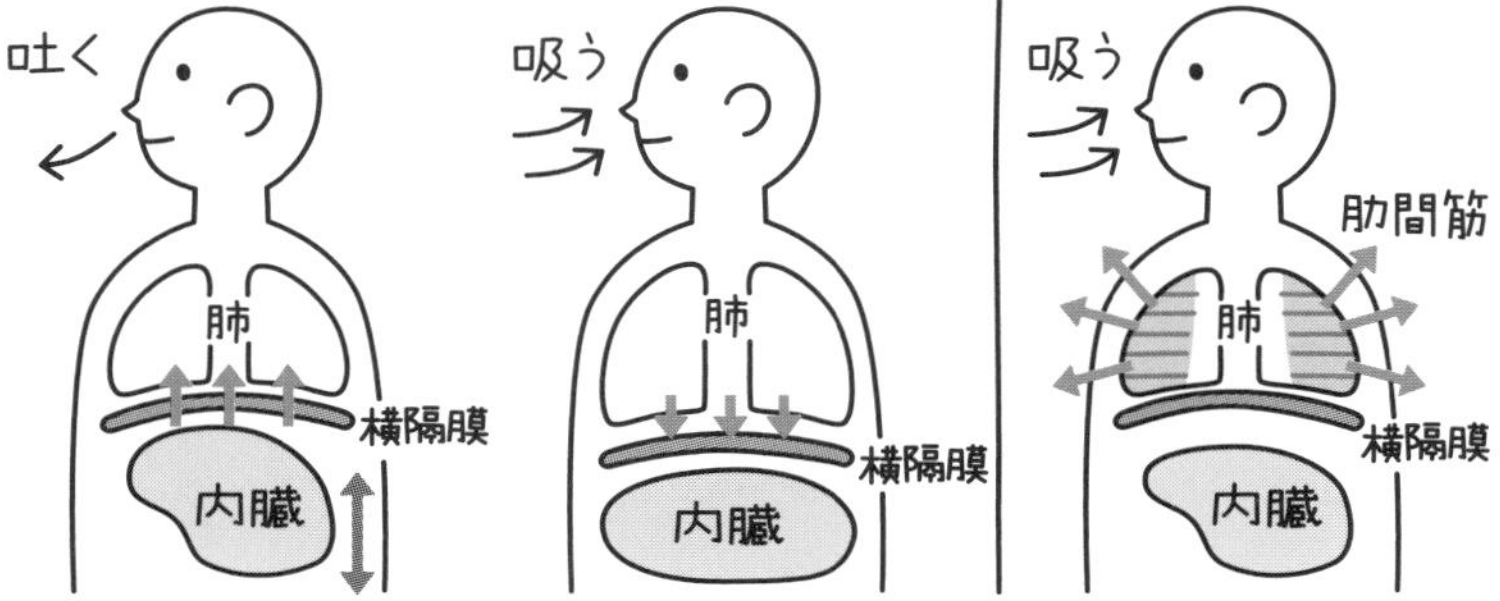

は、ゆったりと大きな呼吸ができる腹式呼吸を行います。

副交感神経を優位にするのにお勧めなのは腹式呼吸ですが、中でも丹田呼吸はイチ押しです。丹田とはおへその下5㎝ほどの下腹部で、気が集まる場所とされています。丹田を意識しながら腹式呼吸をするのが丹田呼吸です。

丹田呼吸のメリットには、次のようなことが挙げられます。

・リラックス効果

深い呼吸をすることで副交感神経が優位になり、全身の緊張が和らぎ、脈拍がゆっくりになります。リラックスできてストレスが緩和する効果があります。就寝前にやると、ぐっすり眠れるようになります。

・免疫力アップ

副交感神経が優位になることで、白血球の中の免疫細胞（リンパ球）が増加し免疫力が高まります。

・冷え症、頭痛、肩こりなどの改善

丹田呼吸により胸式呼吸より多くの酸素を取り込めるので、全身の細胞に酸素が行き渡り、血行が良くなります。その結果、冷え症や頭痛、肩こりなどが改善します。

・便秘解消

横隔膜の上下運動により、腸の働きが活発になり、排便が促進されます。便秘が解消されると肌もきれいになります。

・ダイエット効果

お腹周りの筋肉を動かすため、インナーマッスルが鍛えられます。酸素が行き渡ることで基礎代謝がアップして脂肪を燃焼させます。

では、具体的な丹田呼吸のやり方を紹介します。

1　仰向けに寝る

椅子に浅く腰掛ける、あるいは立位でもＯＫですが、リラックスしやすいように最初は仰向けがお勧めです。このとき、背筋をまっすぐ伸ばすことが大事です。

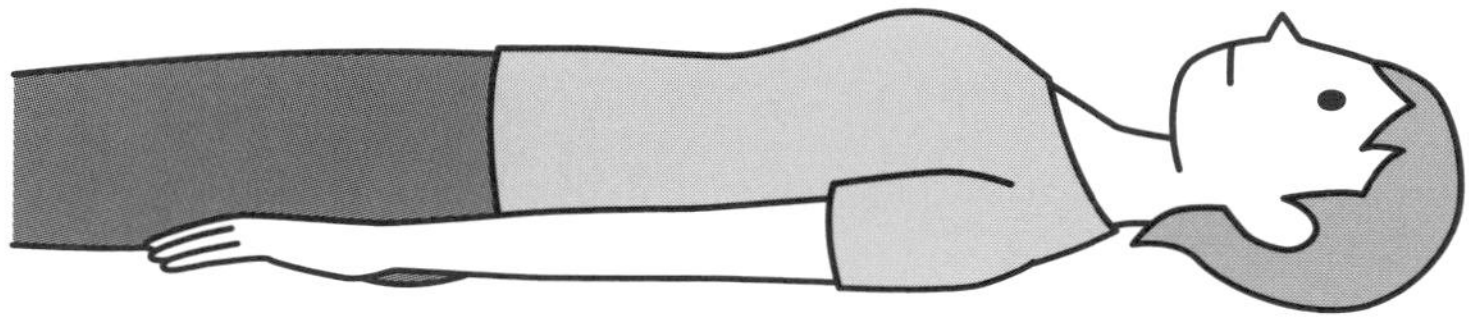

2　丹田を凹ませながら、ゆっくりと口から息を吐く

丹田に両手を当て、ゆっくりと口から息を吐きます。口をすぼめるようにして、丹田の部分を凹ませながら、時間をかけてお腹の空気を吐き切るイメージです。このとき、副交感神経が優位になります。ゆっくりと時間をかけて吐き切ることが丹田呼吸のポイントです。

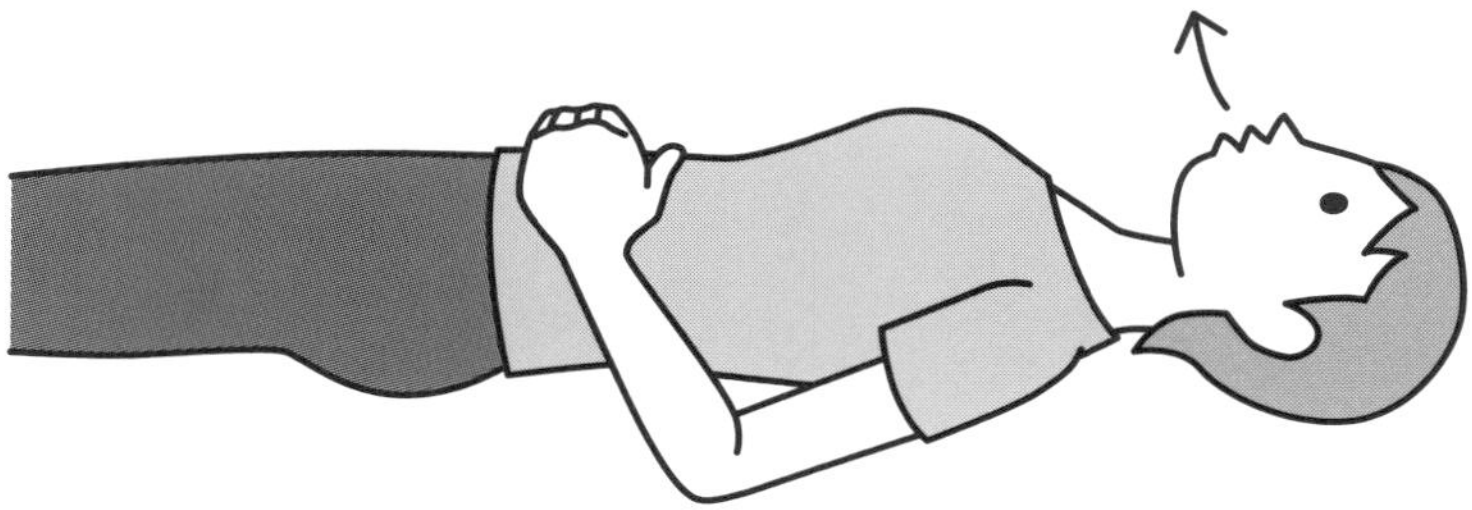

3　丹田を膨らませるよう鼻から息を吸う

吐ききったら、丹田に空気を入れて膨らませるイメージで鼻から自然に息を吸います。

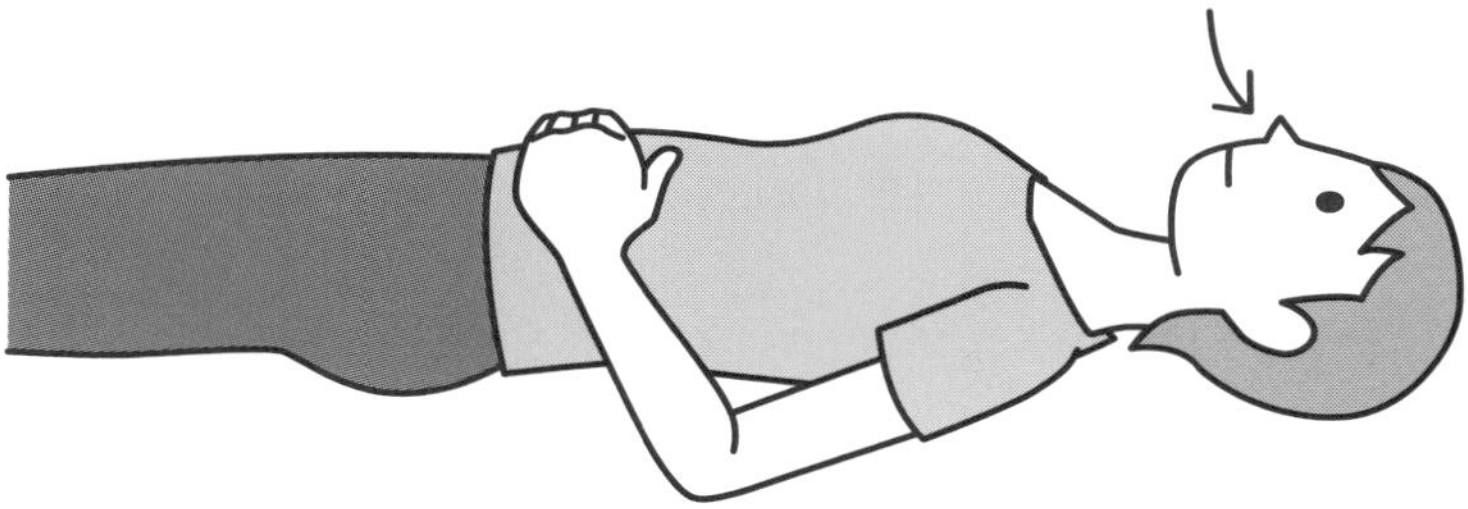

4　息を3秒止め、再び口から息を吐く

十分に息を吸い込んだら、3秒ほど息を止めます。そして、再びゆっくりと口から息を吐き出します。

1～4を5～10分ほど繰り返してください。全身の力が抜け、リラックスしていくのが実感できると思います。

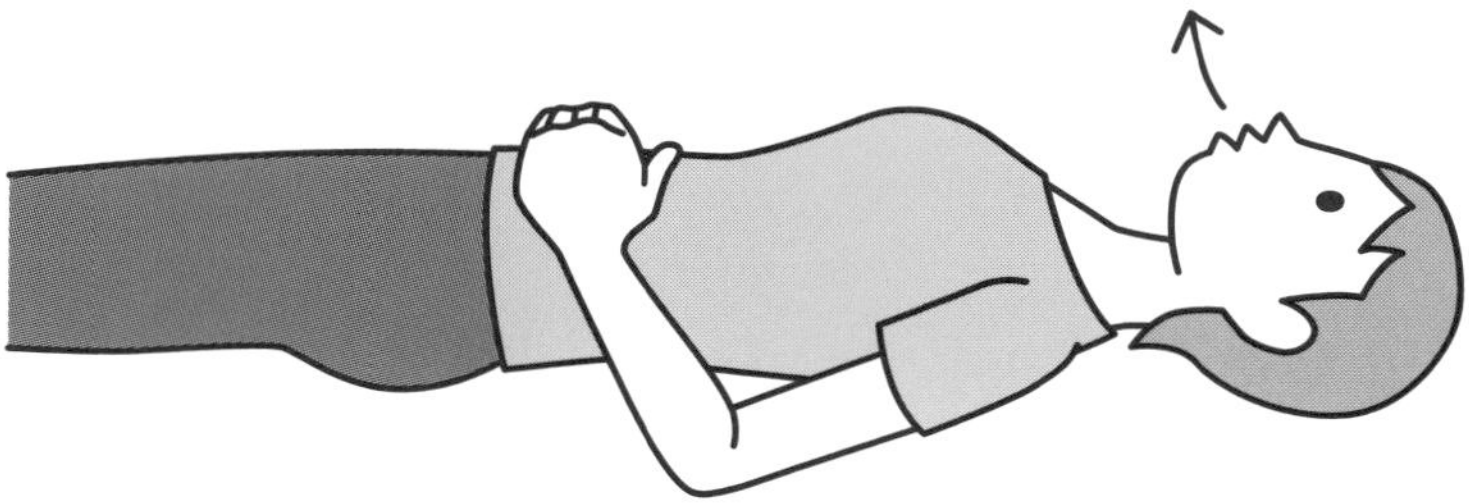

不調改善、免疫力アップのセルフケア⑦
幸せホルモン「セロトニン」を増やす

セロトニンとは脳内神経伝達物質の一つで、別名「幸せホルモン」と呼ばれています。セロトニンはストレスを軽くし、精神を安定させ、免疫力を高める働きがあります。セロトニンが不足すると、ネガティブな気持ちになり、不眠症やうつ病になることもあります。

セロトニンの主な働きは次のとおりです。

1　脳を覚醒させる

大脳皮質に作用して、脳を最適な覚醒状態にします。セロトニンは夜寝ているときは活動せず、朝目覚めて太陽の光を浴びると分泌が活発になります。交感神経が程よく活性化して、やる気スイッチが入り、集中力が高まります。

2　心のバランスを整える

心が前向きで安定した状態になり、イライラしたり、切れたり、落ち込んだりすることがなくなります。

3　自律神経のバランスを整える

ストレスなどを感じたとき、ノルアドレナリンが交感神経の神経伝達物質として放出され、交感神経が優位になります。このとき、セロトニンがノルアドレナリンによる過剰な興奮を抑制し、交感神経と副交感神経のバランスを整えます。その結果、ストレスが緩和し、免疫力がアップします。

4　痛みの調節

痛みの情報が脳に伝達される際に痛みを抑制。鎮痛剤のような役割を果たします。不定愁訴のような原因がわからない痛みも抑えます。

5　睡眠ホルモンの「メラトニン」を合成する

昼間に分泌されたセロトニンは、夜になると「睡眠ホルモン」と呼ばれるメラトニンに合成されます。メラトニンが合成されると副交感神経が優位となり、リラックスして睡眠が安定したり、免疫細胞が活性化したりします。メラトニンの作用は次の通りです。

- 睡眠の質の向上
- 免疫システムの向上
- 抗ストレス作用
- 抗酸化作用
- 抗うつ作用
- 体内時計の調節

メラトニンは夜間のみ分泌され、朝の太陽の光によって分泌が止まり、起床後14～15時間で再び分泌します。メラトニンの働きで、朝目覚め夜眠るという体内時計がコントロールされています。

昼間セロトニンが分泌されることで自律神経のバランスが整い、夜にメラトニンに合成されると副交感神経が優位になり免疫力が強化されます。この好循環を導くためには、昼間のセロトニンを増やすことが重要です。自分でできるセロトニンを増やす方法があるので紹介します。

1　朝日を浴びる

セロトニンが分泌を始めるには、太陽の光が不可欠です。朝日を浴びると、体内時計がリセットされて身体が活動状態になり、セロトニンの分泌が活性化されます。朝起きたらカーテンを開けて、朝日を浴びるようにしましょう。

2　リズム運動をする

規則正しいリズミカルな運動は、セロトニンの分泌を促します。ウォーキングやスクワット、丹田呼吸、咀嚼運動（食事をするときによく噛む、ガムを噛むなど）をするとよいです。咀嚼運動は全身運動ではありませんが、脳に刺激を与え、セロトニンの分泌を促進します。ちなみに、丹田呼吸でセロトニンの分泌が増加することは、セロトニン研究の第一人者で医師の有田秀穂氏の研究で実証されています。

リズム運動でお勧めは、朝日を浴びながらウォーキングやスクワットをすることです。ウォーキングやスクワット中はよけいなことは考えず集中すること。「誰かと話しながら」「テレビを見ながら」はＮＧです。疲れない程度で10～30分程度でＯＫ。セロトニンの分泌が活発になり、一日の快適なスタートが切れます。毎日続けると、どんどん効果が実感できるでしょう。気分が落ち込んでいるとき、やる気スイッチを入れたいときなどには、ぜひトライしてみてください。

3　セロトニンの材料になる食品を摂る

セロトニンの材料になるのは、トリプトファンという必須アミノ酸です。体内では合成されないので食品から摂る必要があります。トリプトファンが多く含まれる食品は次の通りです。

- 大豆製品　味噌、納豆、豆腐など
- 乳製品　牛乳、ヨーグルト、チーズ、バターなど
- 米、卵、バナナ、ナッツなど

また、トリプトファンからセロトニンへの合成を助けるビタミンB6を多く含んだ食品も必要です。

・魚類　カツオ、マグロ、サケ、サバなど
・肉類　鶏肉、レバーなど
・果物　バナナなど

そのほか、セロトニンの分泌を促す炭水化物も摂ると効果的です。

・穀類　米、小麦など
・イモ類　ジャガイモ、サツマイモなど

このようにセロトニンを増やす食品は「不調改善、免疫力アップのセルフケア④腸が喜ぶ和食を」（128ページ参照）と重なる食品が多いです。和食を中心に、主食、主菜、副菜をバランスよく摂ることをお勧めします。

この章では不調を改善し免疫力を高めるセルフケアを紹介してきました。皆さんには無理のない範囲でこれらを実践していただき、一人でも多くの方が不定愁訴から解放され、免疫力が向上して健康を維持できるようになることを心から願っています。

正道先生の ワンポイントコラム

鍼灸治療とセロトニン

鍼灸治療とセロトニンの関係については、20~30年前からラットを使った実験が行われています。多くの実験により、鍼灸治療でセロトニンが増加することが判明しています。例えば、1985年に明治国際医療大学の矢野忠氏らはラットに鍼治療をした後、脳内のセロトニンの増加を確認する実験を行っています。

鍼灸治療はセロトニンの増加という作用を引き起こし、リラクゼーション効果が得られていると考えられます。

※鍼刺激の側坐核におけるセロトニンの変化
出典：「鍼電通TENSによるEEGトポグラムの変化」（「明治鍼灸医学」1985）

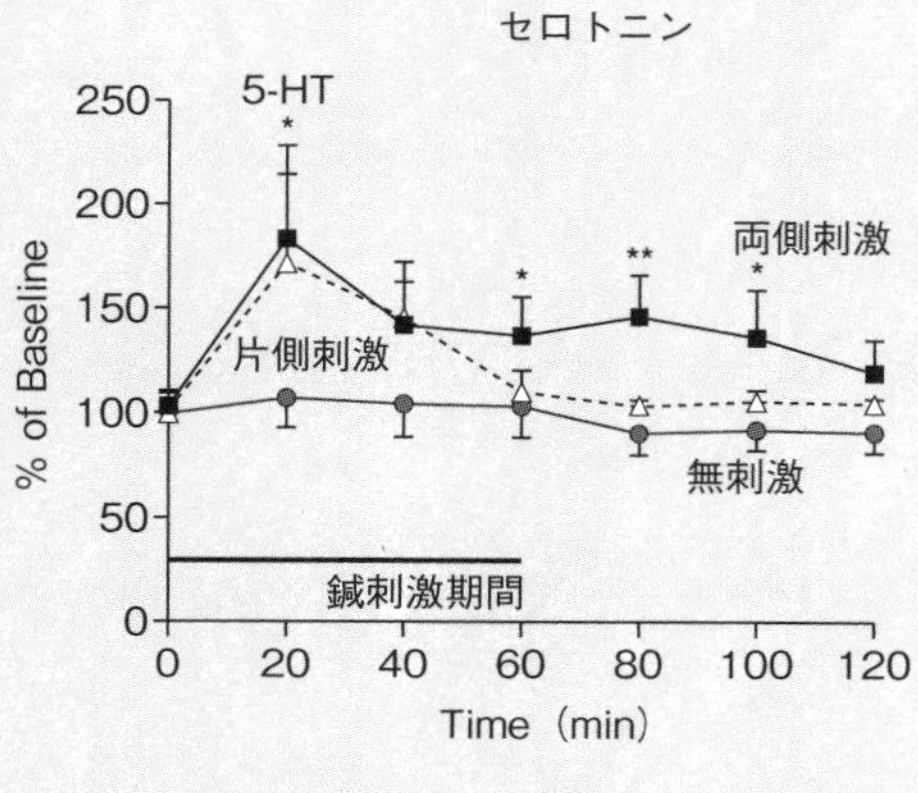

おわりに

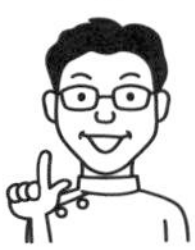

読者の皆さん、最後までお読みいただきありがとうございました。そして、この本の出版に携わっていただいた方々には大変お世話になり、心より感謝申し上げます。

古代中国の思想に「天人合一」という考え方があります。天と人とは相応している。つまり、「天と人とは一体である」という意味です。天とは自然界のことです。人は自然界の一部として存在していて、生きていくための空気や水、食物を自然界に依存しています。人は自然界の中で生かされています。

そして、人の体の中にも自然界があります。木火土金水（肝心脾肺腎）です。つまり、「樹木（酸素を生む）」「太陽（火、熱）」「大地（食物を生む）」「鉱物（水を生む）」「水」です。自然界と同じように人の体も全体がひとつのつながりを持ち、統一性があります。天（自然界）を大宇宙として、人を小宇宙としています。

最近は、科学が大きく進歩して文明がどんどん発展し、人々のまわりがどんどん機械化されています。ともすれば、人間は他の生物とは違う物体（ロボット）であるかのように錯覚してしまいそうです。もしもロボットならば、壊れたときはその箇所を修理したり、部品を取り換えれば直ります。そして、自然界がなくても問題ありません。しかし、人間は哺乳類という生物なのです。自然界から離れることはできません。

現代のように社会が限りなく高度化した時代だからこそ、原点に返って自然と人との調和を重んじる「東洋医学」を見直す必要があります。どんな時代になっても、人は自然と調和していなければ健康に生きることはできません。

私は、父から受け継いだけいらく治療を行って患者さんたちに喜ばれています。その患者さんたちから「先生は脈を診ただけで悪いところがわかるなんて、すごいですね」とよく言われます。しかし、当然のことながら私自身は自分がすごいなんて一度も思ったことがありません。父や私は、3000年の年月の中で数多くの先人たちが膨大な臨床経験を踏まえながら創り上げてきたものを、ただ真似てやっているだけなのです。父や私が編み出したものではありません。すごいのは、まさしく長い歴史の中で、そこに携わってきた先人たちです。本当に良いものは時代に関係なく必ず残っていきます。それを本当に必要とする人がいるからです。今、私は先人たちがつなげてきたバトンを、次の世代につなげることが自分の使命と思い、けいらく治療を長男と次男に教えています。

最後に、ずっと私を支えてくれた妻に感謝を伝えたいです。今日の日があるのは本当に妻のおかげです。長い間ありがとう。

刑部正道

「けいらく」で体《からだ》を整《ととの》える

2021年10月20日　初版第1刷

著　者——————刑部正道《おさかべまさみち》
発行者——————松島一樹
発行所——————現代書林
〒162-0053　東京都新宿区原町3-61　桂ビル
TEL／代表　03(3205)8384
振替00140-7-42905
http://www.gendaishorin.co.jp/

ブックデザイン———山下可絵
イラスト——————よしだみぼ

印刷・製本　(株)シナノパブリッシングプレス
乱丁・落丁本はお取り替えいたします。

定価はカバーに
表示してあります。

ISBN978-4-7745-1908-1 C0047